NHKきょうの健康

腎臓病のごちそう術 最新改訂版

減塩なのにおいしい！
栄養計算いらずのレシピ111と裏ワザ48

【監修】
筑波大学　　腎臓内科学教授
山　　

【料理考案】
管理栄養士
金丸絵里加

　　食事は、「塩分が薄くて味気ない」「肉や魚が食べ　　いから物足りない」と思われがちですが、ちょっとし　　コツさえ知っていれば、がまんせずにおいしいものを食べることができます。

　この本は、ＮＨＫ「きょうの健康」で放送された情報と、日本腎臓学会が5年ぶりに改訂した「エビデンスに基づくCKD診療ガイドライン2018」をもとにしています。番組にもご出演いただいた筑波大学教授の山縣邦弘先生に監修をお願いし、腎臓病対策のレシピとコツをたっぷりとご紹介！

　食事面において、無理なく塩分とたんぱく質をコントロールでき、腎臓病に悩む方に安心の一冊となっています。本書が日々の食事を工夫するうえで役立ち、食卓がよりいっそう楽しいものになることを願っています。

「きょうの健康」番組制作班

主婦と生活社

"ごちそう"は食べられる!

腎臓病の食事は味気ないと思われがちですが、ちょっとした工夫で、今までどおりのおいしい"ごちそう"が食べられます。本書では、その工夫をたっぷり盛り込んだ"ごちそうレシピ"を紹介します。

適量のたんぱく質をとるために
お肉だってがまんしない!

「腎臓病になったら、たんぱく質が多い肉料理は食べられない」というイメージがありますが、そんなことはありません。本書では、そうした満足感たっぷりのメニューをがまんせず、ボリュームも楽しめるよう、レシピにちょっとした工夫をとり入れています。

使う食材のちょっとしたコツで
定番の家庭料理を
飽きずにおいしく!

本書で紹介するのは、ふだんどおりのおいしい家庭料理に、腎臓病改善のためのアレンジを加えたもの。飽きずに楽しめるおいしさを追求しました。健康的なメニューなので、家族も一緒に味わえて、生活習慣病予防にも役立ちます。

腎臓病でも、工夫しだいで

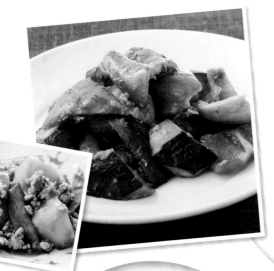

好きなおかずを選ぶだけ!
塩分&たんぱく質を
簡単にコントロール!

塩分やたんぱく質などの栄養計算を毎食するのは面倒なもの。本書を使えば、自分が食べられる摂取量の範囲で好きなおかずを組み合わせるだけ。毎食の塩分とたんぱく質を無理なく抑えられます。減塩食とは思えないおいしさを追求しました。

栄養バランスが
とれたレシピで
お酒もたまには楽しむ!

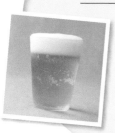

たまの晩酌は、1日の摂取エネルギー量を守りながら楽しみましょう。おつまみには、本書の副菜や常備菜がぴったり。低エネルギー&低塩分だから安心です。

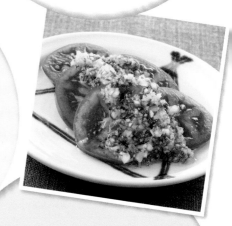

食材の力を引き出すひと工夫で
材料も調味料も
シンプルで手間いらず!

作るのにお金や手間がかかっては、食事改善は長続きしません。本書のレシピは、近所のスーパーに並ぶような食材と、どの家庭にもあるような調味料で作れるものばかりです。

腎臓病のごちそう術 7つのコツ

腎臓病対策の食生活には、塩分量を抑えてたんぱく質の量を調整する工夫が必要です。がまんせずにできる、ちょっとしたコツを覚えておきましょう。

コツ1
塩分は、だし、香味野菜、柑橘類などを使って減らす！

コツ2
調味料は、直接かけず、小皿に少しだけ出してつける！

コツ3
みそ汁は1日1杯までに。野菜の具で満足感アップ！

具だくさんスープは、見た目もお腹も大満足！

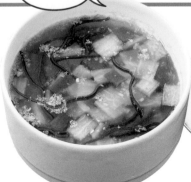

酢やこしょうを使うと少しのタレでも満足感アップ！

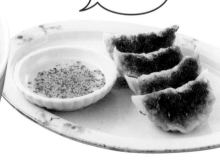

4

コツ **4**
漬け物、干物、ハムなどの加工品は食べないか、半分以下に減らす！

コツ **5**
肉や魚は、いつもより小ぶりのものを選ぶ！

コツ **6**
外食は定食を選ぶと、塩分調整が簡単！

コツ **7**
調理の工夫で、エネルギーを確保！

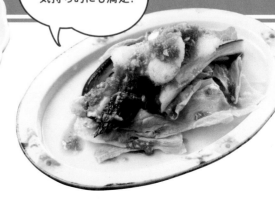

小ぶりの
ものにすれば、
残さず全部食べられ、
気持ち的にも満足！

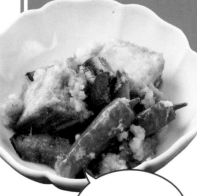

油で揚げることで、
エネルギー
アップになる！

Contents

NHK きょうの健康
腎臓病のごちそう術 最新改訂版／もくじ

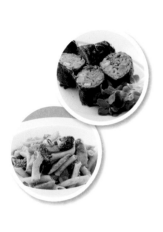

ボリュームたっぷり 主菜 レシピ

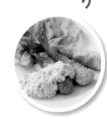

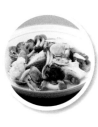

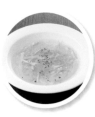

低たんぱく 副菜 レシピ

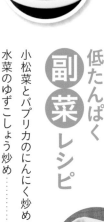

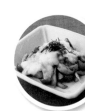

低塩分 スープ レシピ

きょうの健康
Eテレ　月〜木曜日　午後8時30分〜8時45分
再放送(翌週)月〜木曜日　午後1時35分〜1時50分
きょうの健康 番組ホームページ　https://nhk.jp/kyonokenko
健康チャンネル　https://nhk.jp/kenko
※情報は2020年7月現在のものです。

※本書は、NHK「きょうの健康」で放送された内容をもとに、新たに編集部で追加取材をして構成したものです。

がっつり食べたい 麺・丼 レシピ

便利な 常備菜 レシピ

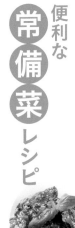

慢性腎臓病ってどんな病気?

腎臓が障害されたり、機能が一定より低下する慢性腎臓病。放置すると、腎不全や心筋梗塞のリスクが高まります。

腎臓は生命維持に欠かせない役割を担う

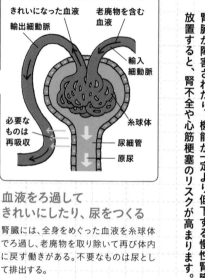

糸球体で血液をろ過する

きれいになった血液
輸出細動脈
老廃物を含む血液
輸入細動脈
糸球体
必要なものは再吸収
尿細管
原尿

血液をろ過してきれいにしたり、尿をつくる

腎臓には、全身をめぐった血液を糸球体でろ過し、老廃物を取り除いて再び体内に戻す働きがある。不要なものは尿として排出する。

そのほかの働き

ホルモンを分泌して体内環境を整える

血圧を調節するレニン、キニン、プロスタグランディン、赤血球をつくる作用のあるエリスロポチエンなどのホルモンを分泌し、体内環境を整える。

体内の水分量や電解質を一定に保つ

尿の排出を調節して体内の水分量を維持したり、ナトリウム、カリウム、カルシウム、マグネシウム、リンなど、電解質と呼ばれる物質の濃度を一定に保つ。

生活習慣病などで腎臓の働きが落ちる

腎臓は、大人の握り拳ほどの大きさで、背中側の腰より上のあたりに左右1個ずつあります。小さな臓器ですが、その働きは生命維持に欠かせません。

たとえば、全身をめぐった血液は腎臓に流れ込み、毛細血管が集まった糸球体でろ過されます。きれいになった血液は体内に戻り、取り除かれた老廃物は、尿として排出されます。

また、血圧を調節するホルモンや赤血球をつくるホルモンを分泌したり、体内の水分量や電解質の濃度を一定に保つのも、腎臓の役目です。

そのため、腎機能が低下すると、全身に影響が及びます。尿たんぱくが0.15g／日以上、eGFR[*1]が60未満のいずれかまたは両方の状態が3か月以上続くと慢性腎臓病（CKD[*2]）と呼ばれ、

腎臓の機能を低下させる危険因子

生活習慣病

糖尿病　高血圧　脂質異常症

メタボ　高尿酸血症

食べすぎや飲みすぎ、運動不足、肥満などがきっかけとなって起こる生活習慣病は、腎臓に負担をかけたり、腎臓の血管を傷つけるなどして、腎機能を低下させる。

その他の要因

加齢　喫煙

遺伝

健康状態に関係なく腎機能を低下させる要因に、加齢や遺伝などがある。また、喫煙はたんぱく尿を増やし、腎機能低下を招く。

さまざまな要因で腎臓の働きが低下

血液中に老廃物がたまる

血液をろ過する腎臓の働きが低下し、老廃物（クレアチニン）がうまく排出されず、血液中にたまる。

血清クレアチニン検査で
腎機能が健康な人の60%未満に低下
（eGFRが60未満）

たんぱく質が尿中にもれ出す

本来は腎臓でろ過されずに、体内に戻って利用されるたんぱく質が、尿中にもれ出す。

たんぱく尿検査で
尿たんぱくが0.15g／日以上
（±、＋以上）

参考：「エビデンスに基づくCKD診療ガイドライン2018」

いずれかまたは両方の状態が
3か月以上続くと

慢性腎臓病（CKD）

と診断される

現在、日本では成人の約8人に1人が発症しているといわれています。

最近は生活習慣病が要因の腎臓病が増えており、これらは食生活の乱れ、運動不足などの生活習慣から起こります。

悪化すると腎不全に至り、透析療法や腎移植が必要になることがあるほか、心筋梗塞や脳卒中のリスクも高くなります。

＊1 推算糸球体ろ過量のこと。　＊2 Chronic kidney disease の略。

慢性腎臓病の基本治療は、食事・生活改善・薬

慢性腎臓病と診断されたら、放置せず、自分がどんな悪い生活習慣に陥っているのか、危険因子を持っているのかを把握し、それらの改善を目指します。

原因を探って治療し、進行を防ぐ

治療❶
腎臓病の危険因子を改善＆治療する

生活習慣病

喫煙　肥満　脂質異常　高血圧　糖尿病

慢性腎臓病（CKD）

心筋梗塞　脳卒中　腎不全

治療❷
腎臓病の進行や合併症を防ぐ

治療の基本は3つ

食事改善
摂取エネルギーを適量にし、塩分のとりすぎを控え、たんぱく質を適量にするなど、腎臓をいたわる食生活を。

生活改善
禁煙に取り組んだり、適度な運動をして肥満を解消するなど、生活を改善して腎臓の負担を減らす。

薬物療法
慢性腎臓病の原因となる病気の治療や、腎機能低下にともなう症状を改善するため、薬物療法を行う。

食事改善の内容は"ステージ"によって異なる

慢性腎臓病は、初期は自覚症状があ␣りません。しかし、放置すると腎機能は低下していきます。一度下がった腎機能は、元に戻せません。つまり、早期発見・治療が肝心です。初期であれば、治療によって正常な状態に戻すことも可能です。進行している場合も、悪化を食い止めることができます。

慢性腎臓病の治療の中心は、原因となる疾患の治療です。さらにさまざまな慢性腎臓病共通の腎機能を悪化させる危険因子の改善や腎不全への進行、脳卒中・心筋梗塞の発症予防など、あらゆる角度から行います。

腎臓を守るためには、現在自分が持っている危険因子を改善させ、正常化

重症度に合わせて治療を行う

	たんぱく尿検査の結果		
	A1	A2	A3
糖尿病なし 尿たんぱく(g／日)	〜0.14 [－]	0.15〜0.49 [±]	0.50〜 [＋〜]
糖尿病あり 尿アルブミン(mg／日)	〜29	30〜299	300〜
eGFR（推算糸球体ろ過量） ステージ G1 （90〜）	正常		
G2 （60〜89）	正常		
G3a （45〜59）			
G3b （30〜44）			
G4 （15〜29）			
G5 （〜14）			

重症度は、原疾患、eGFRの区分、たんぱく尿の区分を合わせたステージにより評価する。
CKDの重症度（死亡、末期腎不全、心血管死亡発症のリスク）は、緑（正常）を基準に、黄色（軽度）、オレンジ（中等度）、赤（高度）の順にステージが上がるほど上昇する。

ステージ G1・G2
原因となる病気の治療と異常の是正を

ステージG1・G2でたんぱく尿がある人の治療は、原因となる病気の治療と食事・悪い生活習慣の改善が基本。腎機能を正常に戻すことを目標に行う。高血圧なら1日の塩分摂取量を3g以上6g未満に。

ステージ G3a〜G5
たんぱく質摂取の調整、場合によってはカリウム摂取制限も

ステージG3以上の人の腎機能を元に戻すことは難しい。減塩に加え、適切な量のたんぱく質、場合によってはカリウムの摂取制限などによって悪化を防ぐ。

を目指します。肥満があれば標準体重に、血糖値が高ければ正常化を目指し、血圧、LDLコレステロール値も正常範囲を目指します。

食事改善の方法は、ステージ（上図参照）によって異なり、ステージがあがるごとに食事制限が多くなります。食事と生活改善だけでは危険因子の改善ができない場合は、薬物療法を併用します。

糖尿病との合併症に注意！
尿検査に加えて血液検査も

糖尿病との合併症のひとつである「糖尿病性腎症」は、高血糖によって腎臓の糸球体の毛細血管が傷つき、血液のろ過機能が低下する病気です。糖尿病がある人は、糖尿病性腎症の早期発見のため、「微量アルブミン尿検査」を定期的に受けることが勧められます。たんぱく尿の検査よりも、腎臓の障害の程度が早期にわかります。

近年では微量アルブミン尿がでておらず、たんぱく尿が目立たないのに腎機能が低下する患者を含めた包括的な疾患概念としてDKD（Diabetic Kidney Disease：糖尿病性腎臓病）が提唱されています。糖尿病による腎障害を確実に早期発見するために、糖尿病の人は、微量アルブミン尿検査に加えて、血液検査でのeGFRの数値もチェックするようにしてください。

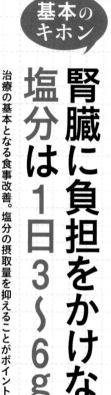

腎臓に負担をかけないために塩分は1日3〜6g未満に

治療の基本となる食事改善。塩分の摂取量を抑えることがポイントのひとつです。

塩分は血圧を上げるので控えめに

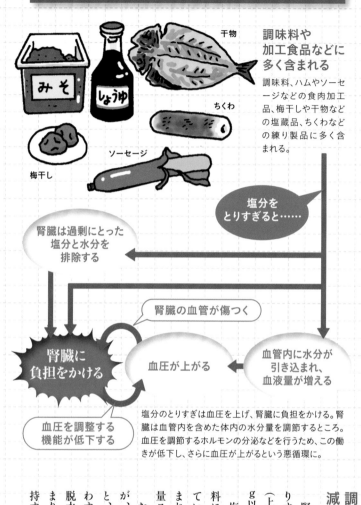

調味料や加工食品などに多く含まれる

調味料、ハムやソーセージなどの食肉加工品、梅干しや干物などの塩蔵品、ちくわなどの練り製品に多く含まれる。

干物

ちくわ

ソーセージ

梅干し

塩分をとりすぎると……

腎臓は過剰にとった塩分と水分を排除する

腎臓の血管が傷つく

血管内に水分が引き込まれ、血液量が増える

血圧が上がる

腎臓に負担をかける

血圧を調整する機能が低下する

塩分のとりすぎは血圧を上げ、腎臓に負担をかける。腎臓は血管内を含めた体内の水分量を調節するところ。血圧を調節するホルモンの分泌などを行うため、この働きが低下し、さらに血圧が上がるという悪循環に。

調味料を必ずはかるなど減塩の工夫をする

腎機能が低下している人が塩分をとりすぎると、腎臓に負担がかかります（上図参照）。そのため塩分は、1日3g以上6g未満を目標にしましょう。

塩分は、塩だけでなく、ほかの調味料にも多く含まれています。よく使っている調味料にどのくらいの塩分が含まれているか確認し、使うときは、計量スプーンなどできちんとはかります。

ただし高齢者で腎機能が低下した人が、いきなりきびしく塩分制限をすると、ナトリウム不足に陥り、体調をこわすことがあります。特に夏場には、脱水の原因になる場合もあります。あまり数値にこだわりすぎず、食欲を維持することも大切です。

14

塩分1gを含む主な調味料の量

調味料	目安量	調味料	目安量
塩	小さじ⅙ (1g)	和風だし(顆粒)	小さじ½ (2.5g)
しょうゆ	小さじ1 (6g)	鶏がらスープの素	小さじ⅖ (2g)
減塩しょうゆ	小さじ2 (12g)	ウスターソース	小さじ2 (12g)
ぽん酢しょうゆ	大さじ1 (18g)	とんかつソース	大さじ1強 (18g)
みそ	小さじ1⅓ (8g)	バター(有塩)	大さじ4½ (55g)
マヨネーズ	大さじ4⅓ (52g)	カレールウ	9g
トマトケチャップ	大さじ2弱 (33g)	和風ドレッシング	大さじ1弱 (14g)

(「日本食品標準成分表2015年版(七訂)」より算出)

おいしく食べられる減塩の工夫

辛みや酸味を使う

カレー粉やわさび、山椒やレモンや酢を、かけたりつけたりしても。

風味や香りを利用する

香りのよいしょうがやしそ、みょうが、ねぎなどの香味野菜を味のポイントに使う。

汁ものは具だくさんに

きのこや野菜で汁の具材を増やし、汁の量を減らすことで減塩につながる。

スプレーしょうゆボトルを使うとグッと減塩に

塩分を抑えるためのアイテムとして便利なのがスプレーしょうゆボトル。しょうゆを入れ、おひたしなどに噴霧するだけ。ワンプッシュで0.1ml噴霧され、食材にまんべんなくしょうゆがかかり、余分な塩分が抑えられます。

だしのうまみを利用する

かつおや昆布でだしをとり、汁や煮物につかうと、味に深みが出て減塩でもおいしく。

たんぱく質は食べてもいい量をしっかり食べる

たんぱく質は減らしすぎず、適量をしっかり食べることが大事です。

1日の食べてもいいたんぱく質量を計算する

P18で計算する
◆ 標準体重 [　] kg ×

G3aの場合
0.8～1.0g
↓
G3b～G5の場合は
0.6～0.8g

この量を
朝食・昼食・夕食の
3食に振り分ける

＝

◆1日に食べるべき
たんぱく質量 [　] g

例 標準体重が70kgで
ステージG3aで1.0gの人の場合
70kg×1.0g＝**70g**

1食23gくらい
食べられる

※3食ほぼ均等に食べるようにする。

たんぱく質は適量を覚えておいしく食べる

塩分と同じくたんぱく質も、老廃物が生じて腎臓に負担をかけます。そのため1日のたんぱく質の適量を計算しておきます（上図参照）。

たんぱく質は、肉や魚、大豆製品、卵、乳製品などに豊富ですが、ご飯やパンなどの主食にも含まれています。身近な食品のたんぱく質量がどのくらいなのかも確認しておくと、調理の際に工夫しやすくなります。ただし、肉や魚など、たんぱく質量を中心に食事内容を調整すると、エネルギー量が不足しがちに。腎臓の働きを維持するには、油で炒める、揚げるなど、調理法を工夫して適正なエネルギー量をとるようにします。

16

よく食べている食品のたんぱく質量を知る

( )内は1食分

卵・乳製品

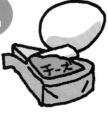

- 卵（M玉1個50g）…6.2g
- チーズ（18g）…4.1g

大豆製品

- 木綿豆腐（⅓丁100g）…7.0g
- 絹ごし豆腐（⅓丁100g）…5.3g
- 納豆（1パック50g）…8.3g

魚

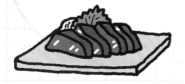

- さけ（1切れ60g）…13.4g
- するめいか（½杯80g）…14.3g
- まぐろ/とろ（刺身6切れ60g）…12.1g

肉

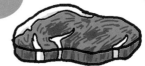

- 鶏もも肉皮付き（60g）…10.0g
- 牛肩ロース肉（80g）…11.0g
- 豚もも肉（60g）…3.1g
- 豚バラ肉（60g）…8.0g

（数値は「日本食品標準成分表2015年版（七訂）」より算出）

高齢者ならたんぱく質をしっかり食べる意識を持つ

高齢になってくると、毎日の食事量が減る人を多くみかけます。すると、たんぱく質の摂取量も減ることに。

いつまでも動ける健康な体でいるためには、たんぱく質をとり、運動をして筋肉量を保つことが大切です。そのためには、「食べていい量のたんぱく質をしっかり食べる」という意識をもって食事するようにします。

カリウム制限が必要になることも

カリウムには、筋肉の収縮をスムーズにする働きがあります。余分なカリウムは腎臓から排出されますが、慢性腎臓病が進行すると、うまく排出されなくなり、血液中に滞ります（高カリウム血症）。すると、手足の筋肉がしびれたり、心筋に悪影響が及んで不整脈を起こし、心臓を止めてしまうこともあります。高カリウム血症と診断された場合は、カリウム制限が必要になります。食材をゆでこぼすなど調理法を工夫し、カリウムを減らしましょう（96ページ参照）。

"ごちそう"献立は、たった2つのステップで作れる!

本書でのメニュー選びは簡単! "食べていい量"を算出し、食べたい料理を選ぶだけです。

ステップ 1 あなたの「標準体重」と「適正エネルギー」を出す

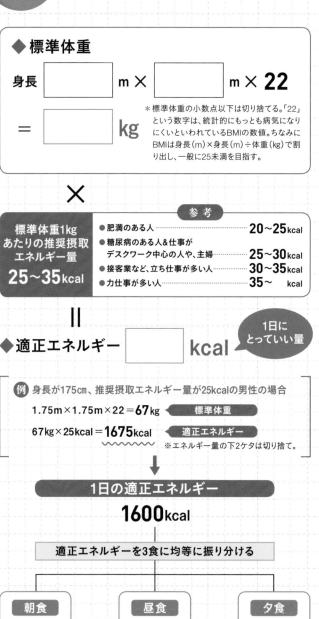

◆ 標準体重

身長 [   ] m × [   ] m × **22**

＝ [   ] **kg**

＊標準体重の小数点以下は切り捨てる。「22」という数字は、統計的にもっとも病気になりにくいといわれているBMIの数値。ちなみにBMIは身長(m)×身長(m)÷体重(kg)で割り出し、一般に25未満を目指す。

×

標準体重1kgあたりの推奨摂取エネルギー量 **25〜35**kcal	参考	
	● 肥満のある人	**20〜25**kcal
	● 糖尿病のある人＆仕事がデスクワーク中心の人や、主婦	**25〜30**kcal
	● 接客業など、立ち仕事が多い人	**30〜35**kcal
	● 力仕事が多い人	**35〜** kcal

＝

◆ 適正エネルギー [   ] kcal ← 1日にとっていい量

例 身長が175cm、推奨摂取エネルギー量が25kcalの男性の場合

1.75m×1.75m×22＝**67**kg ← 標準体重

67kg×25kcal＝**1675**kcal ← 適正エネルギー

※エネルギー量の下2ケタは切り捨て。

↓

1日の適正エネルギー

1600kcal

適正エネルギーを3食に均等に振り分ける

朝食	昼食	夕食
500kcal	**550**kcal	**550**kcal

18

エネルギー、塩分、たんぱく質の数値に気をつけながら料理を順番に選ぶ

基本の選び方

① 主菜 (P22〜69)から1品選ぶ

定番、肉、魚、豆腐、卵、野菜料理の中から、1品選びます。自分が食べたいものを選んでOK。

② 副菜 (P72〜95)から1品選ぶ

主菜に合う副菜を1品選びます。栄養が偏らないよう、なるべく毎日料理を変え、まんべんなく食べるようにしましょう。

③ 汁物 (P98〜103)から1品選ぶ

主菜に合う汁物、スープを選びます。

昼食におすすめ！

または、麺・丼・パン (P106〜116)から1品選ぶ

主食、主菜、副菜が一度にとれます。この場合は、主食はつけません。エネルギーが高めなので、昼に食べるのがおすすめです。

※1食分の主食量はP104参照。

こんなときのもう1品！

- 1食分のエネルギー量、塩分、たんぱく質量に余裕がある
- おつまみを楽しみたい
- 主食を少し減らして、おかずを楽しみたい

④ 常備菜 (P118〜125)から1品選ぶ

おかずにまわせるエネルギー量

（例）1500kcal食べられる人の場合

夕食500kcal－主食分250kcal＝250kcal

1 主菜のレシピから「ミラノ風カツレツ」(P23)を選ぶ
250kcal－152kcal＝98kcal

2 副菜のレシピから「じゃがいもとにらのなめたけ和え」(P93)を選ぶ
98kcal－64kcal＝34kcal

3 汁物のレシピから「レタスとねぎののりスープ」(P102)を選ぶ
34kcal－19kcal＝15kcal

塩分は合計2gまで、たんぱく質は決められた量までに！

おかずにまわせるエネルギー量

（例）1800kcal食べられる人の場合

夕食600kcal－主食分300kcal＝300kcal

1 主菜のレシピから「えびとアスパラガス、エリンギの黒こしょう炒め」(P49)を選ぶ
300kcal－151kcal＝149kcal

2 副菜のレシピから「ほうれんそうとチーズのおひたし」(P74)を選ぶ
149kcal－63kcal＝86kcal

3 汁物のレシピから「小松菜と干しえびの中国風スープ」(P102)を選ぶ
86kcal－18kcal＝68kcal

4 常備菜のレシピから「にんじんとねぎのシリシリ」(P120)を選ぶ
68kcal－60kcal＝8kcal

塩分は合計2gまで、たんぱく質は決められた量までに！

調理の裏ワザや、
役立つ栄養情報が満載！

塩分やたんぱく質を抑えつつ、
ふだんどおりのおいしさを保つた
めにどんな工夫をしているのか、
一般的な作り方と違うポイント
を紹介。レシピのアレンジ方法、
食材の栄養情報なども満載です。

レシピの見方＆
活用術

適正エネルギー別に
分量を表示

適正エネルギーが1200〜1500
kcalの人向け（1200kcal以下の
人も含む）、1600〜1800kcalの
人向け（1900 kcal以上の人も含
む）に分け、該当する分量で作れ
るようになっています。材料の分
量は2人分なので、1人分を作る
ときは半量にしてください。適正
エネルギーが1501〜1599kcal
の人は1200〜1500kcalをご覧
ください。

エネルギー、塩分、
たんぱく質が
すぐわかる

各料理の1人分のエネルギー量
と塩分、たんぱく質量を、1200〜
1500kcalと1600〜1800kcalの
場合に分けて表示しています。
塩分は、塩だけでなく、調味料や
加工食品などに含まれる塩分量
も入っています。

牛肉と長いも、
トマトのカレー炒め

ごちそうワザ　カレー粉は、塩分を含まな
い調味料のひとつ。独特
の香りと辛みで、減塩を感じさせな
い深みのある味に仕上がります。

材料(2人分)	★1200〜1500kcal	1600〜1800kcal
牛肩切り落とし肉	70g	75g
長いも	½本(80g)	⅝本(100g)
トマト	1個(120g)	1個(120g)
オリーブ油	小さじ1	大さじ½
にんにく(みじん切り)	½片(5g)	1片(10g)
コンソメスープの素	小さじ½	小さじ⅔
カレー粉	大さじ½	大さじ½
水	½カップ	½カップ
しょうゆ	大さじ½	大さじ½
塩・こしょう	各少々	各少々
パセリ(みじん切り)	大さじ1	大さじ1

作り方

1　牛肉は大きければ半分に切り、長いもは皮をむ
き7〜8mm厚さの半月切りにする。トマトは8等
分のくし形に切る。

2　フライパンにオリーブ油とにんにくを入れて中
火にかけ、長いもを並べ入れてサッと焼く。

3　牛肉を加えて炒め混ぜ、肉の色が変わったら、
トマト、コンソメスープの素、カレー粉、水を加
えて煮る。トマトが煮崩れてきたら、しょうゆを
加えてひと煮し、塩、こしょうで味をととのえる。
器に盛り、パセリを散らす。

	1200〜1500kcal	1600〜1800kcal
エネルギー	162kcal	187kcal
塩分	1.2g	1.2g
たんぱく質	8.0g	8.8g

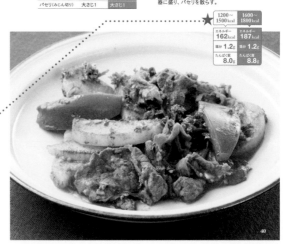

40

本書の材料、作り方の表示について

● 材料の分量は、わかりやすくするため目安量と合わせて表記しています。作るときは、グラム表記に従って計量
してください。
● 写真の料理はすべて、1600〜1800kcalの人向けの1食分です。
● 塩少々はほとんどが0.4g（小さじ⅕）で、ほんの数粒程度と考えてください。
● 電子レンジでの調理時間は600Wのものです。500Wの場合は1.2倍、700Wの場合は0.8倍にしてください。
● 調理の際は、必ず計量しましょう。カップ1＝200㎖、小さじ1＝5㎖、大さじ1＝15㎖を表します（1㎖＝1cc）。
● 作り方では、野菜や魚などの下処理は省略しています。
● 各レシピのエネルギー量、塩分、たんぱく質量は『日本食品標準成分表2015（七訂）』をもとに算出しています。

肉・魚・豆腐・卵……
塩分&たんぱく質を抑えながら
納得の食べごたえ！

ボリュームたっぷり

主菜レシピ

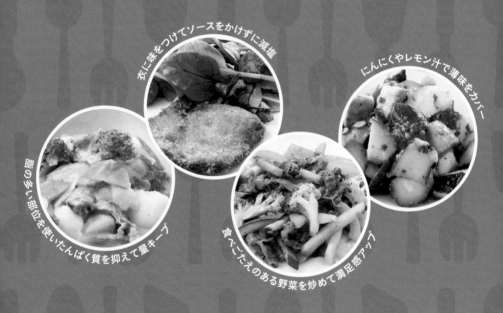

衣に味をつけてソースをかけずに減塩

にんにくやレモン汁で薄味をカバー

脂の多い部位を使いたんぱく質を抑えて量キープ

食べごたえのある野菜を炒めて満足感アップ

主菜 ＋ 副菜 ＋ 汁物 〔 ＋ 常備菜 〕

豚肉とたまねぎの しょうが焼き

作り方

1 豚肉に、しょうが汁とかたくり粉をもみ込む。たまねぎは繊維を断つように1cm幅に切る。

2 フライパンにサラダ油小さじ1を入れて中火で熱し、1200～1500kcalの場合は、たまねぎと豚肉を一緒に炒める。1600～1800kcalの場合は、たまねぎを入れて炒め、全体に油が回ったら一度取り出す。フライパンをサッとふいて、残りの油を入れ、豚肉を並べ入れて、中火で焦がさないように焼く。豚肉の表面の色が変わってきたら、たまねぎを戻し入れて炒める。

3 タレの材料を混ぜて、**2**に加える。弱めの中火でタレをからめながら、照りが出るまで煮からめる。

4 器に盛り、せん切りにしたキャベツとくし形に切ったトマトを盛り合わせる。

材料(2人分)	1200～1500 kcal	1600～1800 kcal
豚ロース薄切り肉	60g	70g
しょうが汁・かたくり粉	各小さじ1	各小さじ1
たまねぎ	½個(100g)	½個(100g)
サラダ油	小さじ1	小さじ1½
キャベツ	2枚(100g)	2枚(100g)
トマト	⅓個(60g)	⅓個(60g)
タレ		
おろししょうが	大さじ1	大さじ1
酒・しょうゆ・みりん	各大さじ1弱	各大さじ1

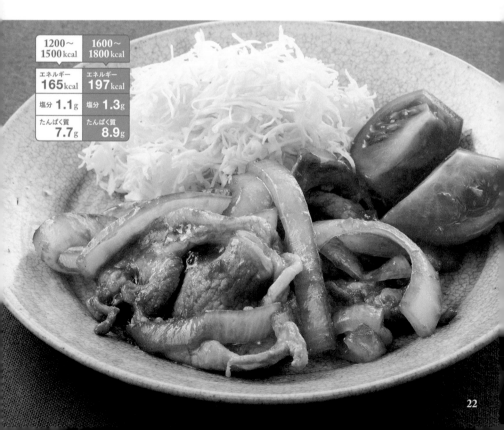

	1200～1500 kcal	1600～1800 kcal
エネルギー	165 kcal	197 kcal
塩分	1.1g	1.3g
たんぱく質	7.7g	8.9g

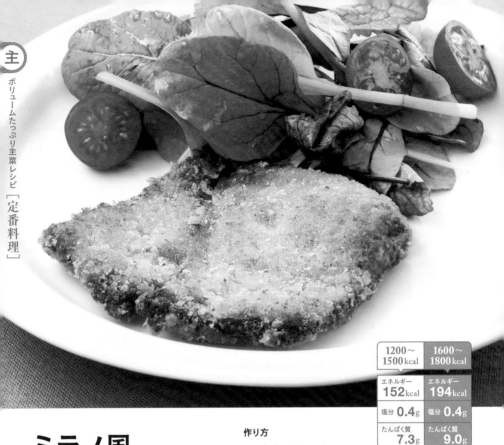

	1200～1500kcal	1600～1800kcal
エネルギー	152kcal	エネルギー 194kcal
塩分	0.4g	塩分 0.4g
たんぱく質	7.3g	たんぱく質 9.0g

ミラノ風カツレツ

材料(2人分)	(1200～1500kcal)	(1600～1800kcal)
牛ももかたまり肉	60g	75g
塩・こしょう	各少々	各少々
パン粉	大さじ2½	大さじ3
パルメザンチーズ	小さじ1	小さじ1
小麦粉	小さじ2	大さじ1
水	小さじ2	大さじ1
サラダ油	大さじ1	小さじ4
ベビーリーフ	½パック(10g)	½パック(10g)
ミニトマト	2個(20g)	3個(30g)

作り方

1 牛肉は半分に切り、ラップに挟んで肉たたきや棒などでたたいて2～3mm厚さに伸ばし、塩、こしょうをふる。

2 パン粉はポリ袋に入れもみほぐして細かくし、パルメザンチーズを加えて混ぜる。

3 バットなどで牛肉に2をまぶし、軽くたたいてなじませる。

4 小麦粉に水を加えて溶きのばして3にまぶす。バットに残っているパン粉を再度まぶして、手で押さえてなじませる。フライパンにサラダ油を中火で熱して、肉を並べ入れ、こんがりと焼き色がつくまで両面を焼く。

5 器に盛り、ベビーリーフと半分に切ったミニトマトを添える。

ごちそうワザ 1人分の肉の量が、1600～1800kcalの人でも40g弱と少なめですが、肉を薄くして揚げるミラノ風カツレツにすれば、見た目にボリューム感が出ます。また、衣にパルメザンチーズを加えるため、食べるときに調味料をつける必要がなく、減塩にもつながります。

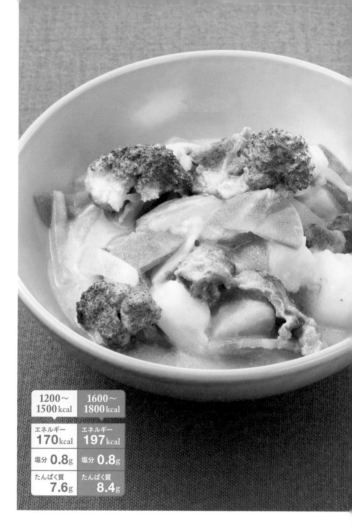

作り方

1 牛肉は大きければ半分に切る。たまねぎは1cm幅のくし形に、じゃがいもは2cm角に切り、にんじんは薄い半月切りにする。ブロッコリーは小房に分ける。

2 鍋にサラダ油を熱し、たまねぎを入れて中火で炒め、透き通ってきたら、にんじんを加えて2〜3分炒める。小麦粉を加えて軽く炒め、全体になじんだら、じゃがいも、水、コンソメスープの素を加えて強火にかける。

3 煮立ったら牛肉を加えてひと煮し、弱めの中火にしてふたをし、約5分煮る。

4 ブロッコリーと牛乳を加えて火が通るまで2〜3分煮て、塩、こしょうで味をととのえる。

1200〜1500kcal	1600〜1800kcal
エネルギー **170**kcal	エネルギー **197**kcal
塩分 **0.8**g	塩分 **0.8**g
たんぱく質 **7.6**g	たんぱく質 **8.4**g

牛肉のクリームシチュー

ごちそうワザ　牛肉や豚肉は、たんぱく質を多く含むため、食べる量に注意が必要です。ただ、ヒレなど脂が少ない部位ではなく、肩ロースなど脂が多い部位を使うことで、たんぱく質量を抑えつつ、比較的多く食べることができます。

材料(2人分)	1200〜1500kcal	1600〜1800kcal
牛肩切り落とし肉	50g	50g
たまねぎ	⅛個(40g)	⅓個(60g)
じゃがいも	½個(100g)	小1個(130g)
にんじん	⅓本(60g)	⅓本(60g)
ブロッコリー	¼個(40g)	⅓個(60g)
サラダ油	小さじ½	小さじ1
小麦粉	小さじ2	小さじ2
水	1カップ	1カップ
コンソメスープの素	小さじ½	小さじ½
牛乳	⅓カップ	⅓カップ
塩・こしょう	各少々	各少々

主

ボリュームたっぷり主菜レシピ［定番料理］

たっぷりもやしの和風ハンバーグ

ごちそうワザ ソースにたまねぎのすりおろしを使うことで、ハンバーグにしっかり味をつけなくても、たまねぎの甘みでおいしく食べることができます。またハンバーグのタネには、できるだけ脂が多いひき肉を使って、たんぱく質の量を減らしましょう。

材料(2人分)

	1200〜1500kcal	1600〜1800kcal
もやし	¼袋(50g)	¼袋(50g)
たまねぎ(みじん切り)	10g	10g
ごま油	小さじ1	小さじ1
豚ひき肉	65g	75g
かたくり粉	小さじ2	小さじ2
しょうゆ	小さじ⅓	小さじ⅓
サラダ油	大さじ½	大さじ½
スナップえんどう	4本(40g)	6本(50g)
ソース		
たまねぎ(すりおろし)	¼個(50g)	¼個(50g)
水	⅓カップ	⅓カップ
しょうゆ	小さじ2	小さじ2
酢	小さじ1	小さじ1
みりん	小さじ½	小さじ½

作り方

1 もやしはみじん切りにしてたまねぎと混ぜ、耐熱皿に入れる。ごま油をまぶしてラップをふんわりとかけ、電子レンジで1分30秒加熱し、冷ましておく。

2 ボウルに1とひき肉、かたくり粉、しょうゆを入れて、なじむまでよく練り混ぜる。タネを半分に分けてそれぞれ小判形に丸める。

3 フライパンにサラダ油を中火で熱して2を並べ入れる。焼き色がついたら裏返してふたをし、弱火で7〜8分蒸し焼きにし、取り出す。

4 3のフライパンにソースの材料を入れ、煮つまってきたら火を止める。器にハンバーグを盛り、ゆでたスナップえんどうを添え、ソースをかける。

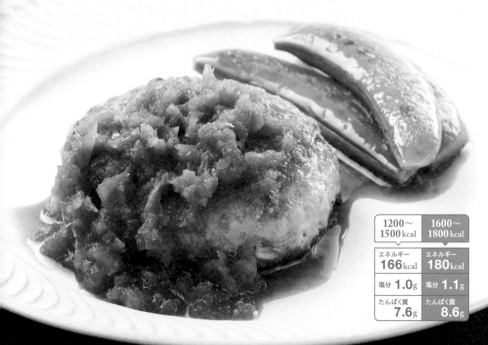

1200〜1500kcal	1600〜1800kcal
エネルギー 166kcal	エネルギー 180kcal
塩分 1.0g	塩分 1.1g
たんぱく質 7.6g	たんぱく質 8.6g

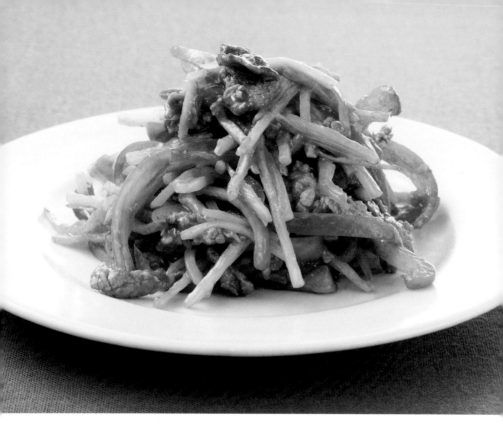

チンジャオロース

	1200〜1500kcal	1600〜1800kcal
エネルギー	168kcal	184kcal
塩分	1.1g	1.1g
たんぱく質	7.8g	8.7g

材料(2人分)

	1200〜1500kcal	1600〜1800kcal
牛肩切り落とし肉	70g	80g
酒・かたくり粉・しょうが汁	各小さじ½	各小さじ1
ピーマン	3個(120g)	3個(120g)
たけのこ(ゆで)	60g	60g
ごま油	小さじ2	小さじ2
合わせ調味料		
酒	大さじ1	大さじ1
しょうゆ	小さじ2	小さじ2
オイスターソース	小さじ½	小さじ½
砂糖	小さじ½	小さじ½

作り方

1 牛肉は細切りにして酒、かたくり粉、しょうが汁をもみ込む。
ピーマンは縦細切りにし、たけのこも同様に細切りにする。

2 フライパンにごま油を熱し、牛肉を入れて中火で炒める。肉の色が変わってきたら、ピーマンとたけのこを加えて、全体がしんなりするまで炒める。

3 合わせ調味料を加えて、味をからめながら炒め合わせる。

ピーマンの肉詰め甘酢あんかけ

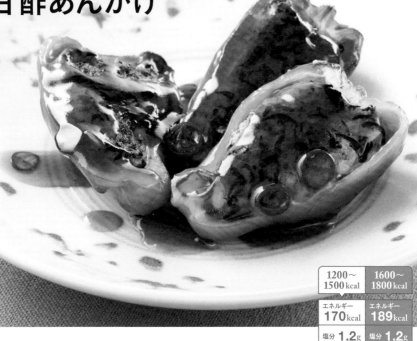

	1200〜 1500kcal	1600〜 1800kcal
エネルギー	**170**kcal	**189**kcal
塩分	**1.2**g	**1.2**g
たんぱく質	**7.4**g	**8.4**g

材料（2人分）

	1200〜 1500kcal	1600〜 1800kcal
豚ひき肉	70g	80g
おろししょうが	小さじ1	小さじ1
酒	小さじ1	小さじ1
しょうゆ	小さじ⅓	小さじ⅓
こしょう	少々	少々
芽ひじき	4g	4g
ピーマン	2個(70g)	小3個(90g)
かたくり粉	適量	適量
ごま油	小さじ1	小さじ2
甘酢あん		
酢・砂糖	各大さじ1	各大さじ1
水	大さじ1	大さじ1
酒・しょうゆ	各小さじ1	各小さじ1
トマトケチャップ	小さじ1	小さじ1
かたくり粉	小さじ1	小さじ1
赤とうがらし(輪切り)	½本分(1.5g)	½本分(1.5g)

作り方

1 ひき肉におろししょうが、酒、しょうゆ、こしょうを加えてよく練る。水でもどしたひじきも加えて、さらによく練り混ぜる。

2 ピーマンは縦半分に切って種を取り、内側に薄くかたくり粉をまぶして、1を等分に詰める。

3 フライパンにごま油を中火で熱し、ひき肉の方を下にして並べ入れ、焼き色がついてきたらふたをして、弱火で3分ほど火を通す。裏返してピーマンにもサッと火を通したら器に盛る。

4 3のフライパンをサッとふき、甘酢あんの材料を入れて、かき混ぜながら火にかけ、とろみがついたら3にかける。

ごちそうワザ 芽ひじきを使っているのは、肉ダネのかさましのため。ひじきはかみごたえがあるので、お腹も満足させてくれます。

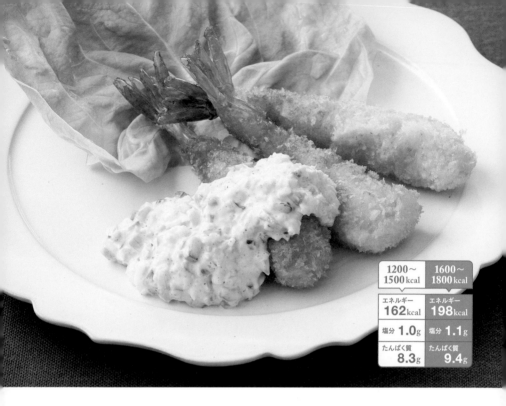

1200～1500 kcal	1600～1800 kcal
エネルギー **162** kcal	エネルギー **198** kcal
塩分 **1.0** g	塩分 **1.1** g
たんぱく質 **8.3** g	たんぱく質 **9.4** g

えびフライのタルタルソース添え

材料(2人分)	1200～1500 kcal	1600～1800 kcal
えび(殻つき)	6尾(72g)	6尾(72g)
塩・こしょう	各少々	各少々
小麦粉	大さじ1	大さじ2
水	大さじ1	大さじ2
パン粉	10g	20g
揚げ油	適量	適量
サラダ菜	2～4枚	2～4枚
タルタルソース		
マヨネーズ	小さじ5(20g)	小さじ5(20g)
たまねぎ(みじん切り)	20g	20g
きゅうりのピクルス(みじん切り)	15g	15g
マスタード	小さじ1	小さじ1
塩・こしょう	各少々	各少々

作り方

1 えびは尾を残して殻をむき、背ワタを取る。えびの腹側に斜めに切り込みを1cm間隔で入れ、身をまっすぐに伸ばして塩、こしょうする。タルタルソースの材料をボウルに入れてよく混ぜる。

2 小麦粉を水で溶きのばし、1のえびにからめて、パン粉をまぶしつける。揚げ油を170～180℃に熱して、こんがりと色づくまで3分ほど揚げる。

3 器に2のえびフライとサラダ菜を盛り合わせて、1のタルタルソースをかける。

> **ごちそうワザ** たんぱく質の量を抑えるため、このタルタルソースにゆで卵は入っていません。その分マスタードを入れることでコクを出しています。またフライにも卵を使わず、たんぱく質の量を減らしています。

28

ボリュームたっぷり主菜レシピ［定番料理］

ブイヤベース風魚介スープ

ごちそうワザ　今回は銀だらを使いましたが、銀ざけやキングサーモンなど、できるだけ脂ののった魚を使うことがポイント。コクがしっかりと出て、薄味でもおいしくいただけます。

材料(2人分)	1200〜1500kcal	1600〜1800kcal
あさり(殻つき)	120g	140g
銀だら	⅓切れ(45g)	½切れ(50g)
ブロッコリー	¼個(40g)	⅓個(60g)
カリフラワー	60g	60g
トマト	1個(120g)	1個(120g)
たまねぎ	⅛個(30g)	⅛個(30g)
しめじ	約½パック(50g)	½パック(60g)
オリーブ油	小さじ2	大さじ1
にんにく(薄切り)	1片(10g)	1片(10g)
カレー粉	小さじ½	小さじ½
水	1½カップ	1½カップ
乾燥オレガノ(あれば)	小さじ½	小さじ½
塩・こしょう	各少々	各少々

作り方

1 あさりは3％の塩水につけて砂出しし、殻をこすり合わせてよく洗う。たらは半分のそぎ切りにする。ブロッコリーとカリフラワーは小房に分ける。トマトはざく切りに、たまねぎは薄切りにする。しめじは小房に分ける。

2 フライパンにオリーブ油とにんにく、たまねぎを入れて中火にかけ、香りがたったらトマトとカレー粉を加えてトロッとするまでじっくりと炒める。

3 水を加えて煮立ったら、あさり、たら、しめじ、ブロッコリー、カリフラワー、オレガノを加え、約5分ふたをして弱火で煮込む。最後に塩、こしょうで味をととのえる。

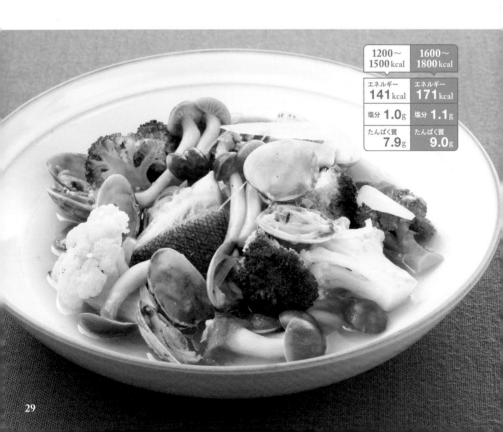

	1200〜1500kcal	1600〜1800kcal
エネルギー	141kcal	171kcal
塩分	1.0g	1.1g
たんぱく質	7.9g	9.0g

えびとズッキーニの チリソース炒め

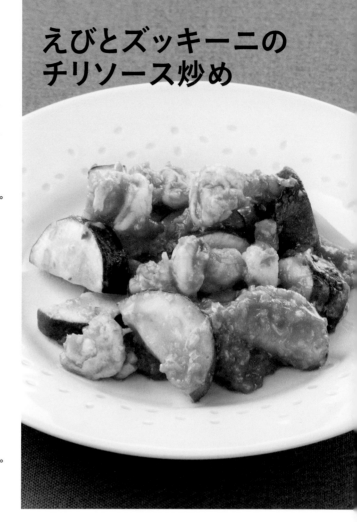

作り方

1 えびは背に切れ目を入れて背ワタを取り、厚みを半分に切る。かたくり粉大さじ1と水（ともに分量外）でもみ込むようにし、水が濁らなくなるまで洗い、ペーパータオルで余分な水けを取る。

2 ボウルにえびを入れ、酒、かたくり粉、こしょうを加えてよくもみ込む。ズッキーニは1cm幅の半月切りする。

3 フライパンにごま油を熱し、えびとズッキーニを並べ入れる。色が変わるまで中火でサッと焼き、一度取り出す。

4 フライパンをサッとふいてサラダ油とねぎ、しょうが、豆板醤を加えて中火で炒め、香りがたったら、合わせ調味料を加えて煮立てる。3を戻し、倍量の水（分量外）で溶いたかたくり粉でとろみをつける。

ごちそうメモ 今回は小えびを使っていますが、同量であればむきえびに代えても。その場合も半分に切り、かさましします。

	1200〜1500kcal	1600〜1800kcal
エネルギー	138kcal	146kcal
塩分	1.1g	1.2g
たんぱく質	7.6g	8.6g

材料(2人分)

	1200〜1500kcal	1600〜1800kcal
小えび	70g	80g
酒・かたくり粉	各小さじ½	各小さじ1
こしょう	少々	少々
ズッキーニ	½本(100g)	½本(100g)
ごま油	大さじ½	大さじ½
サラダ油	小さじ2	小さじ2
ねぎ(みじん切り)	⅓本(20g)	⅓本(20g)
しょうが(みじん切り)	小さじ1	小さじ1
豆板醤(トウバンジャン)	小さじ⅓	小さじ½
かたくり粉	大さじ½	大さじ½

合わせ調味料

	1200〜1500kcal	1600〜1800kcal
水	¼カップ	¼カップ
トマトケチャップ	小さじ4	小さじ4
酒・砂糖	各小さじ1	各小さじ1
鶏がらスープの素	小さじ¼	小さじ¼

あじフライの
ハーブクリーム
ソース

材料(2人分)	1200〜1500kcal	1600〜1800kcal
あじ	小1尾(70g)	1尾(80g)
塩・こしょう	各少々	各少々
パン粉	大さじ1½	大さじ2
にんにく(みじん切り)	⅓片(2g)	⅓片(2g)
オリーブ油	小さじ1	小さじ1
じゃがいも	½個(80g)	小1個(130g)
チャービル	適量	適量
ハーブクリームソース		
サワークリーム	20g	25g
ミントまたはディルなどのフレッシュハーブ(刻んで)	大さじ1	大さじ1
オリーブ油	小さじ1	小さじ1
塩	小さじ⅙	小さじ⅙
こしょう	——	少々

ごちそうワザ フライのソースにハーブを使うことで、揚げ物特有の脂っこさや、魚の臭みを消してくれます。今回はあじフライに使いましたが、いわしなどほかの青魚のフライにも使えます。

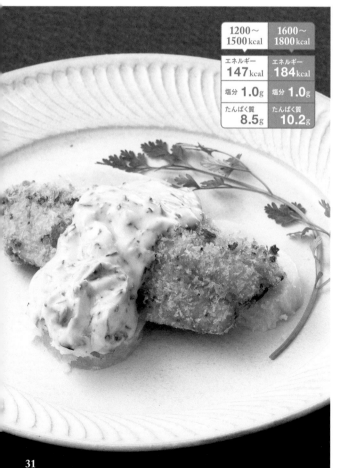

	1200〜1500kcal	1600〜1800kcal
エネルギー	147kcal	184kcal
塩分	1.0g	1.0g
たんぱく質	8.5g	10.2g

作り方

1 あじは3枚におろし、腹骨と小骨を取り、塩、こしょうをまぶす。

2 フライパンにパン粉、にんにく、オリーブ油を入れてきつね色になるまで炒め、バットなどにあげておく。じゃがいもは皮つきのままよく洗って、水けがついたままラップで包み、電子レンジで2分(1200kcal〜は1分30秒)加熱し、反対に返してさらに2分(1200kcal〜は1分)加熱する。粗熱が取れたら皮をむき、1cmの輪切りにする。

3 あじに2のパン粉を手で押さえるようにまぶしつける。

4 オーブントースターの天板にじゃがいもを並べ、空いたスペースに3をのせ、約7〜8分、あじに火が通るまで焼く。

5 じゃがいもとあじを器に盛り、混ぜておいたハーブクリームソースをかけ、チャービルを添える。

焼きギョーザ

材料(2人分)	1200〜1500kcal	1600〜1800kcal
キャベツ	小2枚(80g)	2枚(100g)
にら	⅓束(30g)	½束(40g)
豚ひき肉	50g	60g
A かたくり粉	小さじ1	大さじ½
A 砂糖・しょうゆ	各小さじ1	各小さじ1
A おろしにんにく・おろししょうが	各小さじ1	各小さじ1
ギョーザの皮	8枚(48g)	8枚(48g)
サラダ油	小さじ1	小さじ1
ごま油	——	小さじ½
粗びきこしょう	適量	適量
酢	適量	適量

ごちそうワザ ギョーザの皮には、意外にたんぱく質が多く含まれています。そのため、今回は個数が減りましたが、皮を使わず具材だけをギョーザの大きさにして焼けば、あと2〜3個分食べることができ、満足度もアップします。

作り方

1 キャベツは芯を取り半分に切ってラップに包み、電子レンジで1分加熱する。粗熱が取れたらみじん切りにし、水けをぎゅっと絞る。にらはみじん切りにする。

2 ボウルに豚ひき肉とAを入れてよく練り混ぜてから、1を加えて混ぜ合わせ、あんを作る。

3 ギョーザの皮に2を等分量ずつのせて、水(分量外)を塗ってひだを寄せてとじる。

4 フライパンにサラダ油を中火で熱し、ギョーザを並べ入れる。こんがりと焼き色がついたら、水¼カップ(分量外)を回し入れ、ふたをして強火にかけて5〜6分蒸し焼きにする。

5 ふたを取って、水けがなくなるまで焼いたら、ごま油を回し入れて火を止める。器に盛り、粗びきこしょうと酢を混ぜて添える。

1200〜1500kcal	1600〜1800kcal
エネルギー 176kcal	エネルギー 204kcal
塩分 0.5g	塩分 0.5g
たんぱく質 7.8g	たんぱく質 8.9g

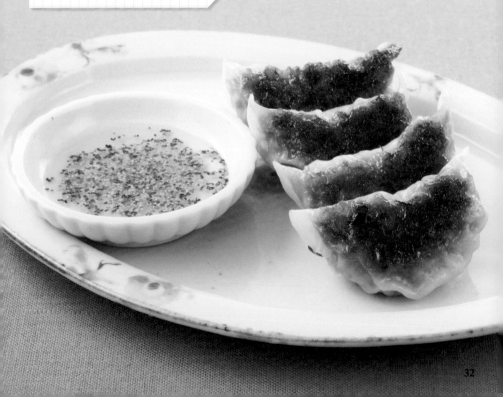

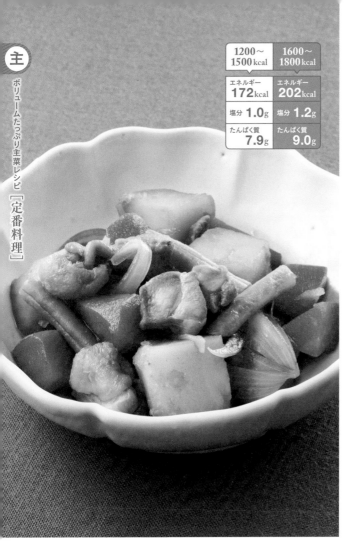

	1200〜1500 kcal	1600〜1800 kcal
エネルギー	172 kcal	202 kcal
塩分	1.0 g	1.2 g
たんぱく質	7.9 g	9.0 g

作り方

1 鶏肉はひと口大よりやや小さめに切る。じゃがいもは4〜6等分に切ってサッと洗い水けをきる。にんじんはひと口大の乱切りにし、たまねぎは1cm幅のくし形に、さやいんげんは長さを3等分に切る。

2 鍋にごま油を熱し、鶏肉の皮目を下にして並べ入れ、強めの中火で表面を焼く。肉の色が変わったら、にんじん、じゃがいも、たまねぎを加えてサッと炒め合わせる。

3 Aを入れて煮立ったらふたをし、弱めの中火で約10分煮る。しょうゆを加えてひと混ぜし、さやいんげんを加えて、ときどきかき混ぜながら煮汁がなくなるまで7〜8分煮る。

鶏肉じゃが

ごちそうワザ たんぱく質の量を控えた腎臓病の食事は、肉の量が少ない分、全体が少なく見えてしまいます。そこで、ほかの食材も肉と同じ大きさにそろえてみましょう。見た目に満足感が得られます。

材料(2人分)	1200〜1500 kcal	1600〜1800 kcal
鶏もも肉	65g	75g
じゃがいも	小1個(130g)	1個(150g)
にんじん	⅓本(60g)	⅓本(60g)
たまねぎ	¼個(50g)	⅓個(60g)
さやいんげん	4本(40g)	4本(40g)
ごま油	小さじ½	小さじ1
A だし汁	⅓カップ	½カップ
A みりん	小さじ2	小さじ2
A 酒	小さじ1	小さじ1
しょうゆ	小さじ2	大さじ1弱(15g)

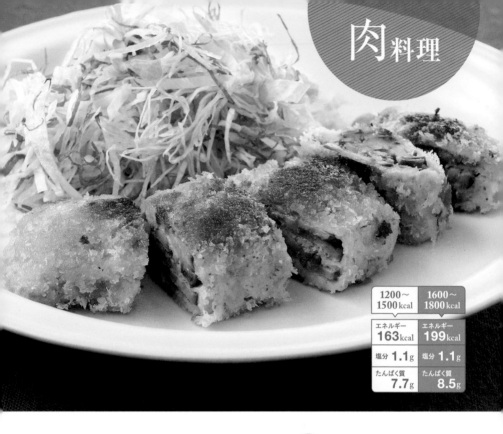

	1200〜1500 kcal	1600〜1800 kcal
エネルギー	163 kcal	199 kcal
塩分	1.1 g	1.1 g
たんぱく質	7.7 g	8.5 g

豚肉となすの
ミルフィーユカツ

ごちそうワザ カツにボリュームを出すためになすを挟んでいます。なすが豚肉のうまみを吸い、ジューシーな仕上がりに。なすの代わりにしいたけを挟んでもOK。しいたけのうまみが出て、満足度がアップします。

材料(2人分)	1200〜1500 kcal	1600〜1800 kcal
なす	1個(60g)	1個(60g)
塩	小さじ⅓	小さじ⅓
すり白ごま	小さじ1	小さじ1
豚ロースしゃぶしゃぶ用薄切り肉	65g	70g
小麦粉	大さじ1	大さじ1½
水	大さじ1	大さじ1½
パン粉	大さじ1½	大さじ2
サラダ油	小さじ2	大さじ1
レタス	4〜5枚(50g)	4〜5枚(50g)
しそ	3枚(3g)	3枚(3g)
練りからし	適宜	適宜

作り方

1 なすは薄い輪切りにして塩をまぶしてもみ込み、しんなりしたら水けを絞って、すりごまを混ぜる。

2 豚肉を広げ、その上に1を広げてのせ、さらに豚肉、なす、豚肉の順に重ねる。

3 小麦粉に水を加えてよく溶き、2にからめ、パン粉をまぶす。

4 フライパンにサラダ油を強めの中火で熱し、3を並べ入れてこんがりと焼き色がつくまで両面を焼き、油をきって器に盛る。

5 レタスとしそをせん切りにして混ぜ合わせ、4に添える。好みで練りからしを添える。

主

ボリュームたっぷり主菜レシピ［肉料理］

豚肉とれんこん、パプリカの黒酢炒め

材料（2人分）	（1200〜1500kcal）	（1600〜1800kcal）
赤パプリカ	¼個(60g)	¼個(60g)
黄パプリカ	¼個(60g)	¼個(60g)
れんこん	75g	100g
豚ロース薄切り肉	60g	70g
酒・かたくり粉	各小さじ½	各小さじ½
ごま油	小さじ⅔	小さじ1

合わせ調味料	（1200〜1500kcal）	（1600〜1800kcal）
黒酢	大さじ1⅓	大さじ1⅓
水	大さじ1	大さじ1
砂糖・しょうゆ	各小さじ2	各小さじ2
みりん	小さじ1	小さじ1
しょうが汁	小さじ1	小さじ1
かたくり粉	小さじ½	小さじ½

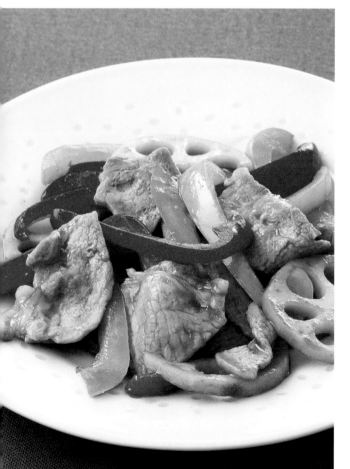

作り方

1 パプリカは縦細切りにし、れんこんは薄い半月切りにする。豚肉は大きければ半分に切り、酒とかたくり粉をもみ込む。

2 フライパンにごま油を熱し、中火で豚肉を色が変わる程度に焼き、れんこんも加えて炒め混ぜる。

3 全体にツヤが出たら、パプリカも加えて炒め、合わせ調味料を加えて混ぜ、ツヤが出るまで煮からめる。

1200〜1500kcal	1600〜1800kcal
エネルギー 169kcal	エネルギー 195kcal
塩分 0.9g	塩分 1.0g
たんぱく質 7.6g	たんぱく質 8.8g

野菜たっぷりすき煮

	1200～1500kcal	1600～1800kcal
	エネルギー **167**kcal	エネルギー **194**kcal
	塩分 **1.2**g	塩分 **1.2**g
	たんぱく質 **8.0**g	たんぱく質 **8.9**g

材料(2人分)	$\binom{1200～}{1500kcal}$	$\binom{1600～}{1800kcal}$
牛肩切り落とし肉	70g	80g
たまねぎ	¼個(50g)	⅓個(60g)
にんじん	⅓本(60g)	⅓本(60g)
キャベツ	1枚(80g)	1枚(80g)
にら	⅓束(30g)	⅓束(30g)
ごま油	小さじ1	小さじ1
だし汁	¾カップ	¾カップ
酒	大さじ1	大さじ1
A しょうゆ	大さじ1弱(15g)	大さじ1弱(15g)
みりん	大さじ½	小さじ2
砂糖	小さじ1	大さじ½

作り方

1 牛肉は大きいものは半分に切る。たまねぎは横1cm幅に切る。にんじんは4～5cm長さの短冊切りにする。キャベツはざく切りにし、にらは4～5cm長さに切る。

2 鍋にごま油を熱し、牛肉を入れて中火でサッと炒め、色が変わってきたら、だし汁、酒を加える。煮立ったらアクを取り、たまねぎ、にんじんを入れてふたをして、4～5分煮る。

3 Aを加え、キャベツも加えて野菜に火が通るまで煮て、にらを加えてひと煮する。

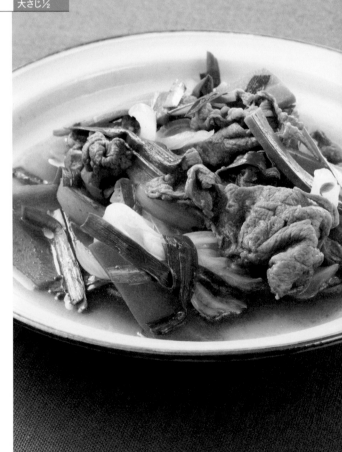

36

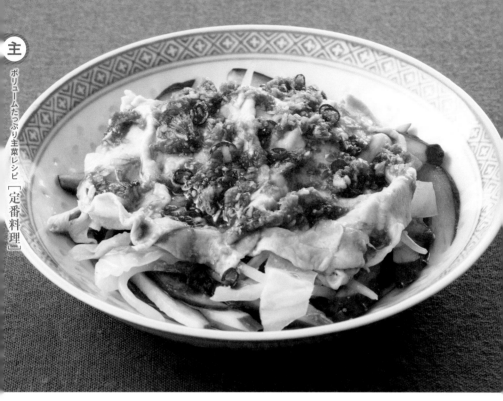

豚肉とキャベツ、もやしの中国風香味ダレ

	1200～1500kcal	1600～1800kcal
エネルギー	**152**kcal	**186**kcal
塩分	**1.1**g	**1.3**g
たんぱく質	**8.1**g	**9.3**g

材料(2人分)

	1200～1500kcal	1600～1800kcal
もやし	⅓袋(80g)	½袋(100g)
キャベツ	1枚(60g)	1枚(60g)
豚ロースしゃぶしゃぶ用薄切り肉	60g	70g
水	大さじ2	大さじ2
きゅうり	1本(90g)	1本(90g)
合わせ調味料		
ねぎ(みじん切り)	⅓本(20g)	⅓本(20g)
赤とうがらし(輪切り)	½本分(1g)	½本分(1g)
しょうゆ	大さじ1弱(15g)	大さじ1
ごま油	小さじ2	大さじ1
おろししょうが	小さじ1	小さじ1
みりん・酢	各小さじ1	各小さじ1

作り方

1 深めのフライパンにもやしとざく切りにしたキャベツをのせ、その上に豚肉を1枚ずつ広げ、水を回し入れてふたをし、強めの中火にかける。湯気が上がってきたらそのまま3分ほど蒸して、火を止める。

2 きゅうりは縦半分に切ってから斜め薄切りにして皿に敷きつめ、**1**をのせる。

3 合わせ調味料の材料を混ぜて、**2**の上からかける。

> **ごちそうワザ** この中国風香味ダレは蒸し鶏やサラダなど、どんな料理にも使える万能ダレ。香辛料をふんだんに使っているため、塩分を多く加えなくても、しっかりした味になっています。

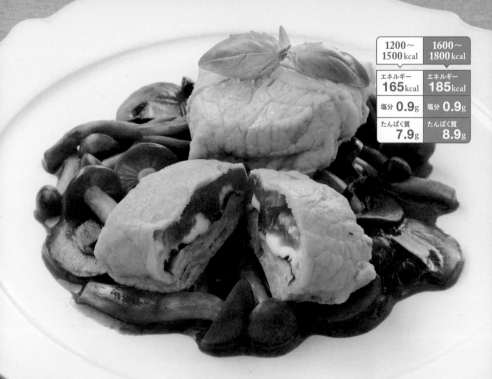

	1200〜1500kcal	1600〜1800kcal
エネルギー	**165**kcal	**185**kcal
塩分	**0.9**g	**0.9**g
たんぱく質	**7.9**g	**8.9**g

トマトとチーズの豚薄切り肉巻き

ごちそうワザ このレシピでは、生クリームの代わりにコーヒーなどに入れるポーションクリームを使っています。ポーションクリームは生クリームよりたんぱく質が少なめで、少量から使えるので、クリーミーさを出すのに便利です。

作り方

1 1600〜1800kcalの場合は、トマトは4等分の薄い半月切りにする。チーズは4等分に切る。しめじは小房にほぐし、マッシュルームは薄切りにする。1200〜1500kcalの場合は、トマト、チーズとも2等分にする。

2 豚肉を広げて、その上にトマト、チーズ、バジルの順にのせて包む。残りも同様に作る。

3 フライパンに白ワインを入れて中火にかけ、沸騰したら2を並べ入れて、ふたをして5〜6分蒸し煮にして取り出す。

4 同じフライパンにオリーブ油を入れて熱し、しめじとマッシュルームを加えて炒め煮にする。しんなりしてきたらポーションクリームを加えてひと混ぜし、塩、こしょうで味をととのえて火を止める。

5 器に4のきのこソースを広げてのせ、3をのせ、飾り用のバジルを添える。

材料(2人分)	1200〜1500kcal	1600〜1800kcal
トマト	⅓個(60g)	½個(80g)
スライスチーズ	½枚(10g)	½枚(10g)
しめじ	約½パック(40g)	½パック(50g)
マッシュルーム	3個(30g)	4個(40g)
豚ロースしゃぶしゃぶ用薄切り肉	2枚(55g)	4枚(60g)
バジル	2枚(2g)	4枚(4g)
白ワイン	大さじ3	大さじ3
オリーブ油	小さじ2	小さじ2
ポーションクリーム	½個(5g)	1個(10g)
塩・こしょう	各少々	各少々
バジル(飾り用)	適宜	適宜

材料(2人分)

材料(2人分)	1200〜1500kcal	1600〜1800kcal
豚ばらこま切れ肉	60g	70g
たまねぎ	⅛個(40g)	¼個(50g)
エリンギ	1本(60g)	小2本(80g)
ブロッコリー	⅓個(60g)	⅓個(60g)
オリーブ油	小さじ⅔	小さじ1
赤とうがらし(輪切り)	½本分	½本分
にんにく(みじん切り)	½片(5g)	½片(5g)
トマト水煮缶	⅓缶弱(120g)	⅓缶(150g)
水	1カップ	1カップ
コンソメスープの素	小さじ1	小さじ1
塩・こしょう	各少々	各少々

作り方

1 豚肉は大きければ半分に切り、たまねぎは1cm幅のくし形に切る。エリンギは縦4等分にさく。ブロッコリーは小房にほぐす。

2 鍋にオリーブ油、赤とうがらし、にんにくを入れて中火にかけ、香りがたったらたまねぎを加えて炒める。透き通ってきたら豚肉、エリンギの順に加えてサッと炒める。

3 トマト水煮、水、コンソメスープの素を加えてふたをし、弱めの中火で約10分煮る。ブロッコリーを加えてさらに5分煮、塩、こしょうで味をととのえて火を止める。

ポークトマトシチュー

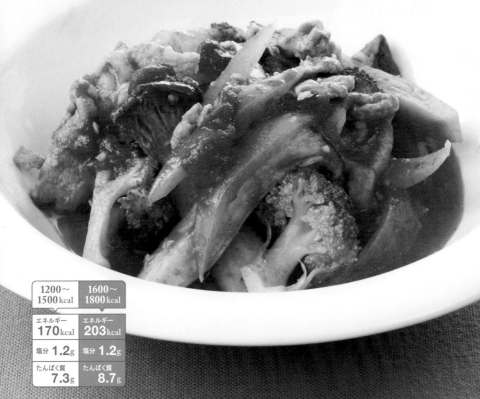

1200〜1500kcal	1600〜1800kcal
エネルギー **170**kcal	エネルギー **203**kcal
塩分 **1.2**g	塩分 **1.2**g
たんぱく質 **7.3**g	たんぱく質 **8.7**g

牛肉と長いも、トマトのカレー炒め

ごちそうワザ
カレー粉は、塩分を含まない調味料のひとつ。独特の香りと辛みで、減塩を感じさせない深みのある味に仕上がります。

材料(2人分)	1200〜1500kcal	1600〜1800kcal
牛肩切り落とし肉	70g	75g
長いも	⅓本(80g)	⅖本(100g)
トマト	1個(120g)	1個(120g)
オリーブ油	小さじ1	大さじ½
にんにく(みじん切り)	½片(5g)	1片(10g)
コンソメスープの素	小さじ½	小さじ½
カレー粉	大さじ½	大さじ½
水	⅓カップ	⅓カップ
しょうゆ	大さじ½	大さじ½
塩・こしょう	各少々	各少々
パセリ(みじん切り)	大さじ1	大さじ1

作り方

1 牛肉は大きければ半分に切り、長いもは皮をむき7〜8mm厚さの半月切りにする。トマトは8等分のくし形に切る。

2 フライパンにオリーブ油とにんにくを入れて中火にかけ、長いもを並べ入れてサッと焼く。

3 牛肉を加えて炒め混ぜ、肉の色が変わったら、トマト、コンソメスープの素、カレー粉、水を加えて煮る。トマトが煮崩れてきたら、しょうゆを加えてひと煮し、塩、こしょうで味をととのえる。器に盛り、パセリを散らす。

1200〜1500kcal	1600〜1800kcal
エネルギー 162kcal	エネルギー 187kcal
塩分 1.2g	塩分 1.2g
たんぱく質 8.0g	たんぱく質 8.8g

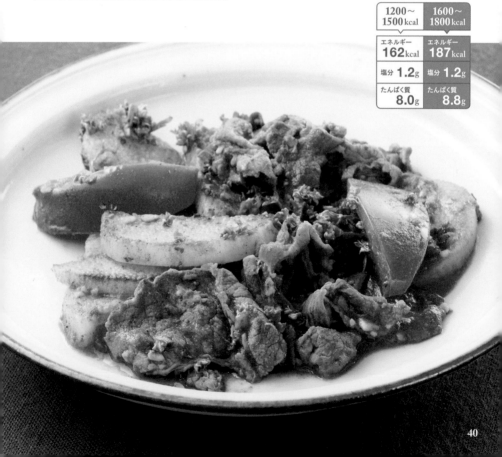

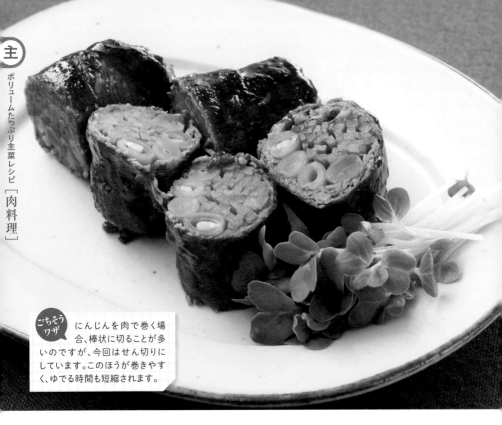

ごちそうワザ
にんじんを肉で巻く場合、棒状に切ることが多いのですが、今回はせん切りにしています。このほうが巻きやすく、ゆでる時間も短縮されます。

にんじんといんげんの牛肉巻き

	1200〜1500kcal	1600〜1800kcal
エネルギー	172kcal	198kcal
塩分	0.9g	1.1g
たんぱく質	7.6g	8.7g

材料(2人分)

	1200〜1500kcal	1600〜1800kcal
にんじん	⅙本(40g)	¼本(50g)
さやいんげん	3本(30g)	4本(40g)
牛ロース薄切り肉	80g	90g
小麦粉	適量	適量
ごま油	小さじ½	小さじ½
貝割れ大根	適宜	適宜
合わせダレ		
しょうゆ・みりん	各大さじ½	各小さじ2
酒	小さじ1	小さじ1
オイスターソース	小さじ⅔	小さじ½

作り方

1 にんじんはせん切りにしてサッとゆで、さやいんげんもゆでて長さを半分に切る。

2 牛肉を1枚ずつ縦に広げ、その上に1をのせてきっちりと巻き、全体に小麦粉を薄くまぶしつける。

3 フライパンにごま油を中火で熱し、2の巻き終わりを下にして並べ入れ、転がしながら強めの中火で焼き色がつくまで焼く。合わせダレを回し入れて、照りが出るまで煮からめながら火を通す。

4 食べやすく切って器に盛り、好みで貝割れ大根を添える。

作り方

1 鶏手羽先は骨にそっ
て切り込みを入れる。
こんにゃくは手羽先と
同じ大きさに切って、
両面に斜めに切れ目
を入れる。

2 鍋にサラダ油を入れ
て中火で熱し、手羽
先を並べ入れて焼き
色がつくまで両面を
焼く。こんにゃくも加
えて炒め合わせ、全
体がなじんだら、煮汁
の材料を入れ、ふた
をして約20分煮込む。

3 煮汁がなくなってきた
ら、2等分にしたさや
いんげんも加えて、ひ
と煮して火を止める。

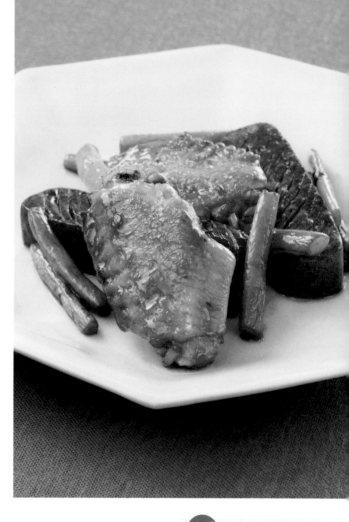

1200〜 1500 kcal	1600〜 1800 kcal
エネルギー **153**kcal	エネルギー **170**kcal
塩分 **1.1**g	塩分 **1.1**g
たんぱく質 **7.6**g	たんぱく質 **8.3**g

手羽先とこんにゃくの
エスニック煮

> **ごちそう
メモ** 手羽先は、火が通り
> やすく、食べやすく(骨
> を外しやすく)するため、骨にそ
> って切り込みを入れます。また、
> 先端は切り離し、だしなどに活
> 用しましょう。

材料(2人分)	1200〜 1500 kcal	1600〜 1800 kcal
鶏手羽先	小4本(130g、 正味は72g)	小4本(140g、 正味は80g)
こんにゃく	1枚(200g)	1枚(200g)
サラダ油	大さじ½	小さじ2
さやいんげん	6本(60g)	8本(80g)

煮汁	1200〜 1500 kcal	1600〜 1800 kcal
水	¾カップ	¾カップ
酒	大さじ2	大さじ2
みりん	大さじ⅓	大さじ⅓
スイートチリソース	小さじ2	小さじ2
しょうゆ	小さじ2	小さじ2

ボリュームたっぷり主菜レシピ［肉料理］

焼き鳥

材料（2人分）	1200〜1500kcal	1600〜1800kcal
鶏もも肉	75g	85g
ねぎ	1本(60g)	1本(60g)
しいたけ	4枚(48g)	4枚(48g)
ししとうがらし	4本(20g)	4本(20g)
サラダ油	小さじ2	小さじ2
七味とうがらし	適宜	適宜
合わせ調味料		
みりん	大さじ1	大さじ1⅓
酒・しょうゆ	各大さじ1弱(15g)	各大さじ1

	1200〜1500kcal	1600〜1800kcal
エネルギー	155kcal	185kcal
塩分	1.2g	1.4g
たんぱく質	8.2g	9.1g

作り方

1 鶏肉は8等分に切り分ける。ねぎは3〜4cm長さに切り、しいたけは2等分に切る。

2 竹串に、ねぎ、しいたけ、鶏肉、ししとう、しいたけ、鶏肉、ねぎの順にさし、それを計4本作る。

3 フライパンにサラダ油を中火で熱し、**2**を串ごと並べ入れて、上下に返しながら焼き色をつける。肉の色が変わって火が通ってきたら、合わせ調味料をかけて煮立たせ、上下に返しながらタレが少なくなるまで煮からめる。器に盛り、好みで七味とうがらしをふる。

 肉の量が少ない分、野菜でカバーしています。数種類の野菜を具材にすることで、食べたときの食感の違いを楽しむこともできます。

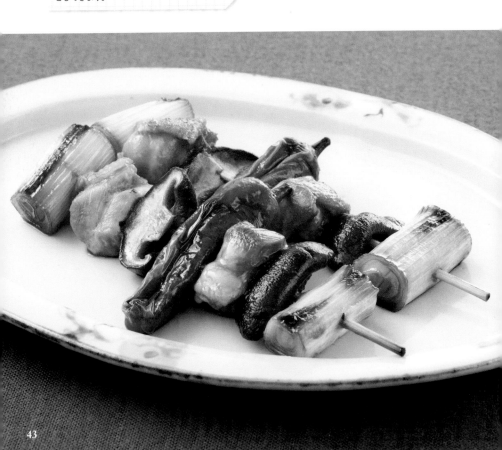

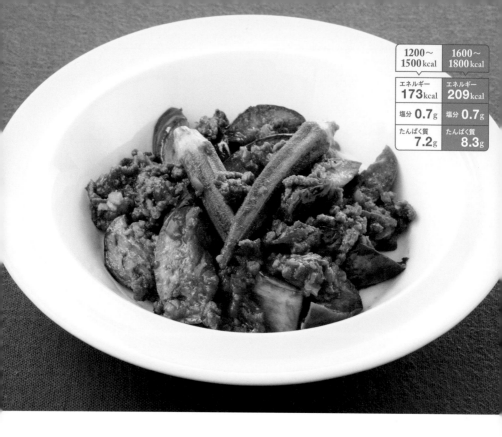

	1200〜1500kcal	1600〜1800kcal
エネルギー	173 kcal	209 kcal
塩分	0.7 g	0.7 g
たんぱく質	7.2 g	8.3 g

なすとオクラのミートソース風煮

材料(2人分)	(1200〜1500kcal)	(1600〜1800kcal)
なす	小2本(120g)	2本(160g)
たまねぎ	⅛個(20g)	⅛個(20g)
セロリ	20g	20g
にんにく	½片(5g)	½片(5g)
オリーブ油	小さじ2	大さじ1
合いびき肉	60g	70g
赤ワイン	大さじ1	大さじ1
トマト水煮缶	¼缶(100g)	¼缶(100g)
トマトケチャップ	大さじ1½	大さじ1½
オクラ	4本(40g)	4本(40g)
塩・こしょう	各少々	各少々

作り方

1 なすは1cm厚さの斜め切りに、たまねぎ、セロリ、にんにくはみじん切りにする。

2 フライパンにオリーブ油の半量を中火で熱し、なすをサッと炒めて一度取り出す。

3 フライパンをサッとふいて、残りのオリーブ油とにんにく、たまねぎ、セロリを入れて中火で炒める。しんなりしてきたら、ひき肉を加えて炒める。

4 ひき肉がポロポロになったら赤ワインをふり入れてアルコールを飛ばし、トマト水煮、トマトケチャップを加えて煮る。煮立ったら、なすを戻してひと煮し、ピーラーでヘタの周りのガクをむいたオクラも加えて汁けがほとんどなくなるまで炒め煮にし、塩、こしょうで味をととのえる。

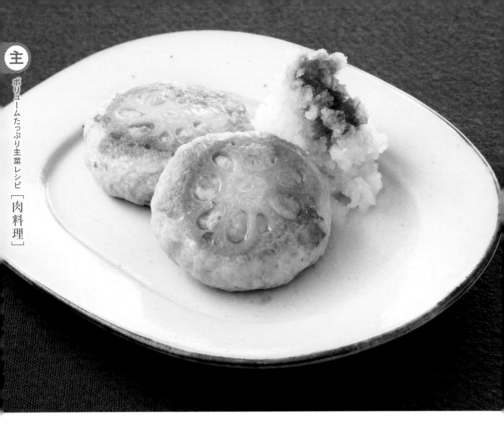

つくねれんこん焼き

材料(2人分)	1200～ 1500 kcal	1600～ 1800 kcal
れんこん	80g	90g
鶏ひき肉	60g	70g
砂糖	小さじ1	小さじ1
みそ	小さじ1	小さじ1
サラダ油	大さじ1	大さじ1
大根おろし	120g	120g
しょうゆ	大さじ½	大さじ½

	1200～ 1500 kcal	1600～ 1800 kcal
エネルギー	163 kcal	175 kcal
塩分	1.1 g	1.1 g
たんぱく質	7.0 g	7.8 g

ごちそうワザ すりおろしたれんこんをひき肉に加えることで、つくねにボリュームをもたせています。みそを練り込んでいるので、コクのあるつくねになっています。

作り方

1 れんこんは薄い輪切りを4枚取り、残りはすりおろす。

2 ボウルにひき肉、砂糖、みそを入れてよく練り混ぜ、1のすりおろしたれんこんも加えてさらによく混ぜる。4等分に丸めて、片面にれんこんの輪切りをつける。

3 フライパンにサラダ油を熱し、2を並べ入れてふたをして中火で3～4分焼く。裏に返してさらに火が通るまで5～6分焼いて器に盛る。大根おろしを添えてしょうゆをたらす。

銀ざけとブロッコリーの
チーズピカタ

材料(2人分)	1200〜1500kcal	1600〜1800kcal
銀ざけ	約½切れ(40g)	½切れ(45g)
塩・こしょう	各少々	各少々
ブロッコリー	約⅓個(70g)	⅓個(80g)
卵	½個(25g)	½個(25g)
パルメザンチーズ	大さじ½	小さじ2
塩・こしょう	各少々	各少々
小麦粉	小さじ2	大さじ1
サラダ油	大さじ1	大さじ1
トマト	½個(100g)	½個(100g)

作り方

1 さけはペーパータオルに挟んでしっかりと水けを取り、そぎ切りにし、塩、こしょうをふる。ブロッコリーは小房に分ける。

2 卵を溶きほぐし、パルメザンチーズ、塩、こしょうを入れて混ぜる。

3 さけとブロッコリーに薄く小麦粉をまぶして2をからめ、サラダ油を中火で熱したフライパンに並べ入れて焼く。焼き色がついたら裏返し、ふたをして1〜2分焼いて取り出す。器に盛り、くし形に切ったトマトを添える。

ごちそうメモ さけはいろいろな種類が店頭に並んでいますが、なかでもたんぱく質含有量がいちばん少ないのが、銀ざけ。紅ざけと比べると10%以上減！ 脂ものっているので、十分にエネルギーをとることもできます。

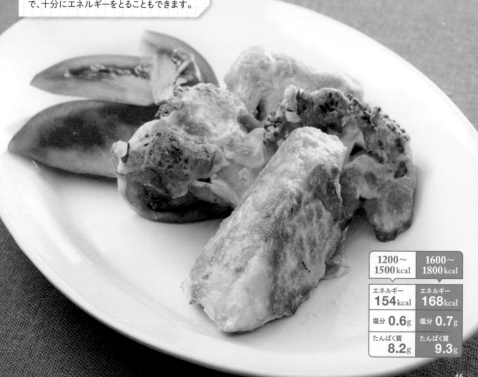

1200〜1500kcal	1600〜1800kcal
エネルギー 154kcal	エネルギー 168kcal
塩分 0.6g	塩分 0.7g
たんぱく質 8.2g	たんぱく質 9.3g

46

主

ボリュームたっぷり主菜レシピ［魚料理］

さつま揚げ

ごちそうワザ たらは皮と骨を取ってフードプロセッサーへ。魚の身の形がわからなくなるまで撹拌します。フードプロセッサーがない場合は、すり鉢で練ってもいいでしょう。

材料(2人分)	1200〜1500 kcal ▼	1600〜1800 kcal ▼
白身魚(生たら)	70g	80g
山いも	⅕本(50g)	⅕本(50g)
酒・砂糖	各小さじ1	各小さじ2
かたくり粉	小さじ1	大さじ½
しょうゆ	小さじ1	小さじ1
ごぼう	⅛本(30g)	¼本(40g)
たまねぎ	⅛個(40g)	¼個(50g)
紅しょうが	10g	10g
揚げ油	適量	適量
しそ	2枚(2g)	2枚(2g)

作り方

1 白身魚、山いも、酒、砂糖、かたくり粉、しょうゆをフードプロセッサーに入れて粘りが出るまで撹拌し、ざく切りにしたごぼうとたまねぎを加えて刻むようにして混ぜる。

2 ボウルに1と刻んだ紅しょうがを加えて混ぜ、4等分の小判形に丸め、170〜180℃に熱した揚げ油でこんがり色づくまで揚げる。

3 器に盛り、しそを添える。

1200〜1500 kcal	1600〜1800 kcal
エネルギー 154 kcal	エネルギー 183 kcal
塩分 0.9g	塩分 1.0g
たんぱく質 8.0g	たんぱく質 9.0g

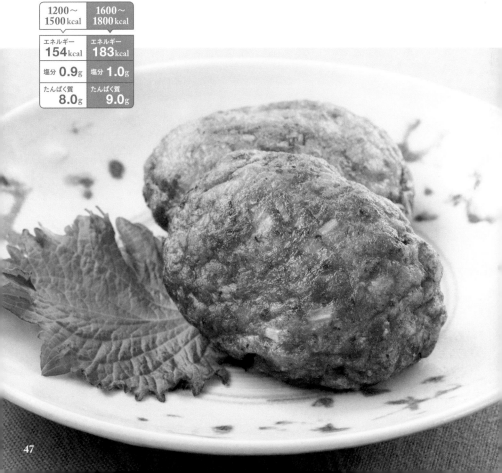

たらのユーリンチー風

材料(2人分)	⎛1200〜 1500kcal⎞	⎛1600〜 1800kcal⎞
レタス	4枚(60g)	4枚(60g)
なす	1½本(90g)	大1本(120g)
生たら	75g	85g
かたくり粉	適量	適量
揚げ油	適量	適量

ソース	⎛1200〜 1500kcal⎞	⎛1600〜 1800kcal⎞
ねぎ(みじん切り)	¼本(15g)	¼本(15g)
酢	大さじ1⅓	大さじ1⅓
砂糖	大さじ1	大さじ1
しょうゆ	大さじ1弱(15g)	大さじ1弱(15g)
ごま油	小さじ2	小さじ2
水	小さじ2	小さじ2
おろししょうが	小さじ1	小さじ1
みりん	小さじ1	小さじ1

作り方

1 レタスはひと口大にちぎる。なすはラップに包み、電子レンジで3分加熱し、ラップごと冷水に取る。粗熱が取れたらラップを外して縦細切りにする。ソースの材料は、よく混ぜておく。

2 たらはペーパータオルに挟んで余分な水けをしっかり取り、ひと口大のそぎ切りにし、かたくり粉をまぶしつける。180℃に熱した揚げ油でこんがりと色づくまで2〜3分揚げる。

3 器にレタス、なす、2を盛り合わせ、たらが熱いうちにソースをかける。

1200〜 1500kcal	1600〜 1800kcal
エネルギー **155**kcal	エネルギー **167**kcal
塩分**1.2**g	塩分**1.2**g
たんぱく質 **8.0**g	たんぱく質 **9.0**g

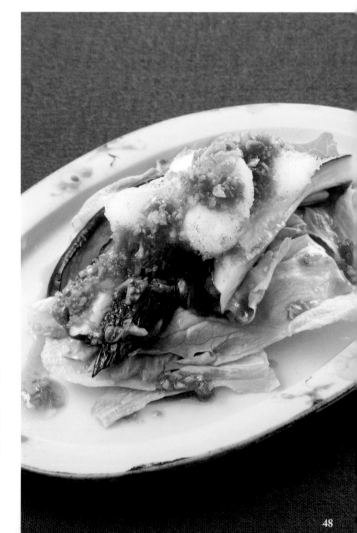

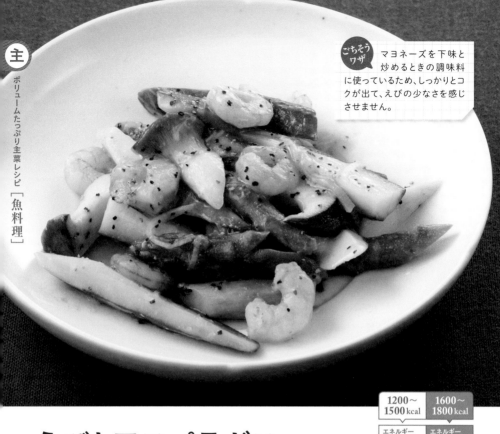

ごちそうワザ
マヨネーズを下味と炒めるときの調味料に使っているため、しっかりとコクが出て、えびの少なさを感じさせません。

	1200〜1500kcal	1600〜1800kcal
エネルギー	145kcal	151kcal
塩分	0.8g	0.8g
たんぱく質	7.5g	8.5g

えびとアスパラガス、エリンギの黒こしょう炒め

材料(2人分)	1200〜1500kcal	1600〜1800kcal
むきえび	60g	65g
酒	小さじ1	小さじ1
しょうが汁	小さじ1	小さじ1
マヨネーズ	小さじ1	小さじ1
かたくり粉	小さじ½	小さじ½
きゅうり	1本(100g)	1本(100g)
エリンギ	1本(60g)	小2本(100g)
グリーンアスパラガス	2本(30g)	2本(30g)
サラダ油	大さじ1	大さじ1
マヨネーズ	小さじ2	小さじ2
しょうが(せん切り)	½かけ(5g)	½かけ(5g)
粗びき黒こしょう	小さじ½	小さじ½

作り方

1 えびは酒、しょうが汁、マヨネーズ、かたくり粉をもみ込んで下味をつける。

2 きゅうりは皮を縞目にむいて長めの乱切りに、エリンギは縦半分に切ってから斜め薄切りにする。アスパラガスは下半分をピーラーでむき、大きめの斜め切りにする。

3 フライパンにサラダ油、マヨネーズ、しょうがを入れて中火にかけ、マヨネーズが溶けてきたら、きゅうり、アスパラガス、エリンギを加えて炒め合わせる。ツヤが出たら1も加えて、野菜とえびに火が通るまで炒め、最後に黒こしょうを加えてひと混ぜし、火を止める。

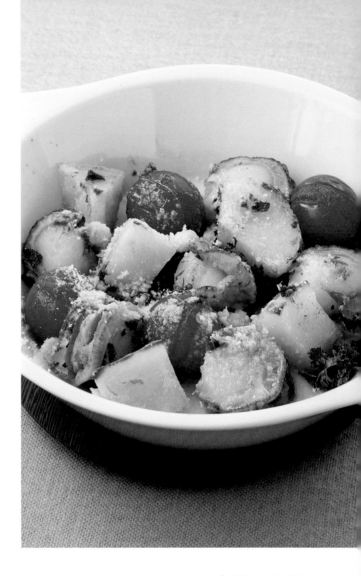

作り方

1 じゃがいもはラップに
　包んで、電子レンジで
　2分加熱し、皮をむい
　てひと口大に切る。

2 アンチョビは細かく刻
　んでボウルに入れ、オ
　リーブ油とパセリを加
　えてよく混ぜる。

3 耐熱皿に、ミニトマト、
　じゃがいも、ベビー帆
　立てを並べ入れ、2を
　回しかけて粉チーズ
　をふる。

4 オーブントースターに
　入れ、約10分焼く。

1200〜 1500 kcal	1600〜 1800 kcal
エネルギー **157** kcal	エネルギー **174** kcal
塩分 **0.6** g	塩分 **0.9** g
たんぱく質 **7.8** g	たんぱく質 **9.1** g

ベビー帆立てと じゃがいもの オーブン焼き

材料(2人分)	1200〜 1500 kcal	1600〜 1800 kcal
じゃがいも	½個(70g)	小1個(100g)
アンチョビ(フィレ)	1枚(5g)	2枚(10g)
オリーブ油	小さじ4	小さじ4
パセリ(みじん切り)	大さじ1	大さじ1
ミニトマト	8個(80g)	8個(80g)
ベビー帆立て(ボイル)	60g	65g
粉チーズ	小さじ2	小さじ2

帆立てと
カリフラワーの
サワークリーム煮

	1200~1500 kcal	1600~1800 kcal
エネルギー	**156**kcal	エネルギー **188**kcal
塩分 **1.0**g		塩分 **1.1**g
たんぱく質 **8.4**g		たんぱく質 **9.7**g

材料(2人分)	1200~1500 kcal	1600~1800 kcal
帆立て貝柱	約5個(65g)	5個(70g)
カリフラワー	50g	60g
かぶ	大1個(80g)	大1個(80g)
マッシュルーム	3個(30g)	4個(40g)
バター	5g	5g
オリーブ油	小さじ2	小さじ2
塩	小さじ¼	小さじ¼
こしょう	少々	少々
白ワイン	大さじ1	大さじ1
サワークリーム	40g	50g
黒こしょう	少々	少々

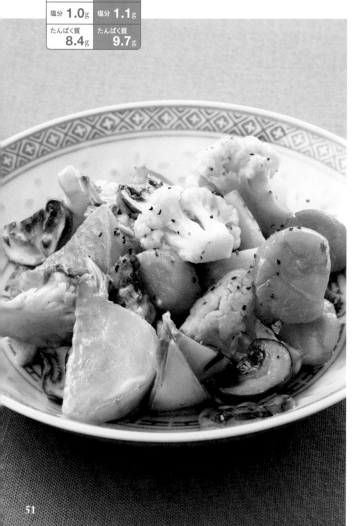

作り方

1 帆立ては厚みを半分に切る。カリフラワーは小房にほぐし、かぶは8等分のくし形に切る。マッシュルームは薄切りにする。

2 フライパンにバターを熱し、帆立てを入れて両面をサッと焼いて取り出す。

3 同じフライパンにオリーブ油を入れて中火で熱し、かぶ、カリフラワー、マッシュルームを入れ、塩、こしょうをふって炒め合わせる。

4 白ワインをふり入れてふたをし、中火で2~3分蒸らしたら、**2**の帆立てを戻し入れ、サワークリームを加えて、軽く温める。

5 器に盛り、黒こしょうをふる。

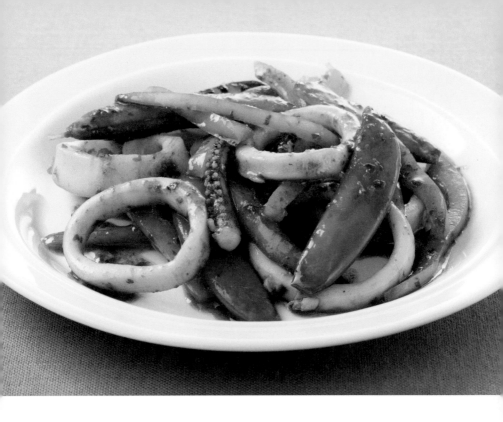

いかとスナップえんどうの
ジェノベーゼ炒め

	1200〜1500kcal	1600〜1800kcal
エネルギー	170kcal	186kcal
塩分	1.3g	1.4g
たんぱく質	8.2g	9.5g

材料(2人分)

	1200〜1500kcal	1600〜1800kcal
いか	⅓杯(60g)	½杯(70g)
スナップえんどう	6本(60g)	8本(80g)
黄パプリカ	½個(100g)	⅔個(120g)
白ワイン	大さじ1	大さじ2
ジェノベーゼソース※	40g	40g

ジェノベーゼソース(40g)のつくり方
【バジルの葉…30g、エキストラバージンオリーブ油…¼カップ、パルメザンチーズ…大さじ2、にんにく…½片、松の実…10g、塩…小さじ⅔】をミキサーで撹拌する。パスタソースにも使える。

作り方

1 いかは内臓と軟骨を取り除き、皮をむいて胴は輪切りに、足は吸盤をこそげとって食べやすい大きさに切り分ける。スナップえんどうは筋を取り、パプリカは斜め薄切りにする。

2 フライパンに白ワインを入れて中火にかけ、沸騰したらいかを入れてサッと火を通し、蒸し汁ごと器に取る。

3 フライパンをふいてジェノベーゼソースを温め、スナップえんどう、パプリカ、いかを汁ごと戻し入れる。中火で野菜に火が通るまで炒め合わせ、器に盛る。

たことアボカドの
マリネ

	1200〜 1500kcal	1600〜 1800kcal
エネルギー **165**kcal		エネルギー **199**kcal
塩分 **1.0**g		塩分 **1.0**g
たんぱく質 **7.8**g		たんぱく質 **9.0**g

材料（2人分）

		1200〜 1500kcal	1600〜 1800kcal
ゆでたこ（足）		55g	65g
アボカド		½個(70g)	大½個(80g)
トマト		½個(80g)	½個(80g)
きゅうり		1本(100g)	1本(100g)
A	パセリ（みじん切り）	大さじ1	大さじ1
	オリーブ油	小さじ2	大さじ1
	レモン汁	小さじ2	小さじ2
	おろしにんにく	小さじ1	小さじ1
	はちみつ	小さじ1	小さじ1
	ラー油	小さじ⅓	小さじ⅓
	塩	小さじ¼	小さじ¼

作り方

1 たこ、アボカド、トマト、きゅうりはひと口大の乱切りにする。

2 ボウルにAの材料を入れてよく混ぜ、1を加え、さらになじむように混ぜ合わせて器に盛る。

ごちそうワザ にんにく、パセリなどの香味野菜や、レモンなど酸味のある柑橘類を使うことで、塩分を減らしながら、しっかりした味が楽しめます。

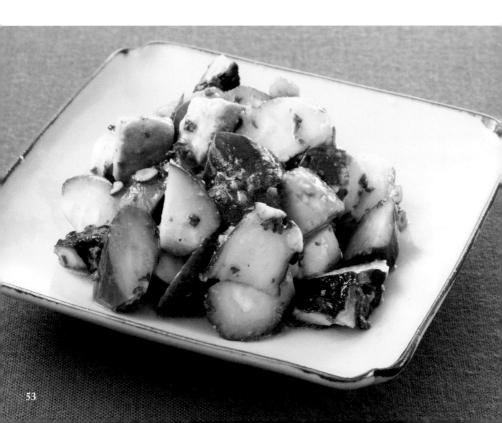

まぐろと野菜の
カルパッチョ風

ごちそうワザ

まぐろをはじめとする魚介類には、DHA（ドコサヘキサエン酸）やEPA（エイコサペンタエン酸）といった体にいい脂が豊富。これらの脂は酸化してしまうので、鮮度のいいものを火を通さずに食べるのがおすすめ。刺身やマリネなどで生のままいただきましょう。

材料(2人分)	1200〜1500kcal	1600〜1800kcal
大根	1cm(20g)	1cm(20g)
きゅうり	⅛本(20g)	⅛本(20g)
赤パプリカ	⅒個(20g)	⅒個(20g)
わかめ(塩蔵)	30g	30g
まぐろ(赤身)	55g	65g
アボカド	⅓個弱(60g)	½個(70g)
A マヨネーズ	大さじ1½	大さじ1½
A ポン酢しょうゆ	小さじ2	小さじ2
A 練りわさび	小さじ1	小さじ1

作り方

1 大根、きゅうり、パプリカはせん切りにし、すべて一緒に冷水に放してパリッとさせて水けをきる。わかめは水でもどしてサッとゆで、食べやすい大きさに切る。

2 まぐろとアボカドは薄切りにする。

3 器に2とわかめを並べ、わかめ以外の1を合わせてこんもりとのせる。

4 Aの材料を混ぜて3にかける。

1200〜1500kcal	1600〜1800kcal
エネルギー **161**kcal	エネルギー **175**kcal
塩分 **1.0**g	塩分 **1.0**g
たんぱく質 **7.7**g	たんぱく質 **8.9**g

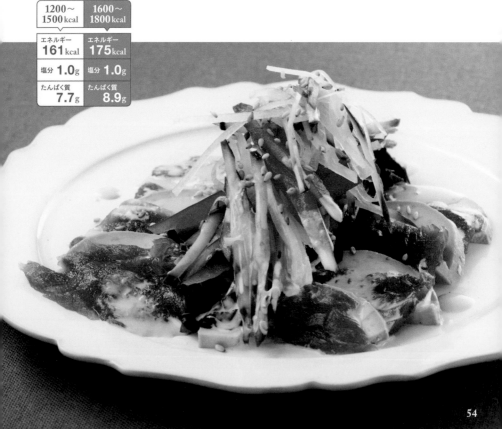

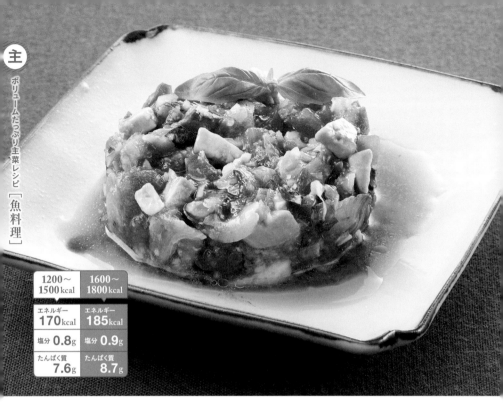

	1200〜1500kcal	1600〜1800kcal
エネルギー	**170**kcal	**185**kcal
塩分	**0.8**g	**0.9**g
たんぱく質	**7.6**g	**8.7**g

あじとアボカドのタルタル

材料(2人分)	(1200〜1500kcal)	(1600〜1800kcal)
あじ(刺身用)	65g	75g
たまねぎ	20g	20g
バジル	4〜5枚(4g)	4〜5枚(4g)
トマト	¼個(50g)	¼個(50g)
アボカド	½個弱(60g)	½個(70g)
レモン汁	小さじ1	小さじ1
オリーブ油	小さじ2	小さじ2
おろしにんにく	小さじ½	小さじ½
塩	小さじ¼	小さじ¼
はちみつ	小さじ½	小さじ½
オリーブ油・バルサミコ酢	各小さじ1	各小さじ1
バジル	適宜	適宜

作り方

1 あじはペーパータオルに挟んで余分な水けを取り、細かく刻んでたたく。たまねぎとバジルはみじん切りに、トマトとアボカドは7〜8mm角に切る。

2 ボウルにレモン汁、オリーブ油、おろしにんにく、塩、はちみつを入れてよく混ぜ、1を加えてなじむように全体を混ぜ合わせる。

3 皿の上にあればセルクル※を置き、2をつめて(なければ皿に盛り)食べる直前まで冷蔵庫で冷やす。セルクルを外して、オリーブ油、バルサミコ酢を回しかける。好みでバジルを添える。

 ごちそうワザ 今回はあじを使っていますが、いわしやさばなど青魚なら、相性は抜群！ ただし、魚によって、含まれるたんぱく質の量は違うため、魚を代えるときは、成分表などで確認してからにしましょう。

作り方

1 豆腐は縦半分に切ってから2cm厚さに切り、ペーパータオルを敷いたバットに広げて約20分ほどおき、自然に水けをきる。なすは縦半分に切ってから1cm厚さの斜めに切る。

2 豆腐にかたくり粉をまぶし、180℃に熱した揚げ油に入れて、表面がカリッとするまで1〜2分揚げて、油をきる。

3 鍋にAの材料を入れて強火にかけ、煮立ったらなすを加えて1〜2分煮る。ししとうと2の豆腐も加えてひと煮する。水けをきった大根おろしを加えてサッと温めたら、火を止め、器に盛る。

	1200〜1500kcal	1600〜1800kcal
エネルギー	168kcal	190kcal
塩分	1.2g	1.2g
たんぱく質	5.5g	7.0g

揚げ豆腐と野菜のおろし煮

ごちそうメモ 豆腐はたんぱく質の代表のように思われていますが、肉や魚に比べると多く含まれていません。献立に上手に活用しましょう。

材料(2人分)	1200〜1500kcal	1600〜1800kcal
絹ごし豆腐	½丁(150g)	⅔丁(200g)
なす	大1本(80g)	大1本(80g)
かたくり粉	適量	適量
揚げ油	適量	適量
A だし汁	¾カップ	¾カップ
酒・みりん	各小さじ1	各大さじ1
しょうゆ	小さじ2	小さじ2
おろししょうが	1かけ(10g)	1かけ(10g)
砂糖	小さじ1	小さじ1
塩	少々	少々
ししとうからし	4本(30g)	4本(30g)
大根おろし	150g	150g

ひよこまめのコロッケ

材料(2人分)	(1200〜1500 kcal)	(1600〜1800 kcal)
ひよこまめ(ゆで)	110g	110g
たまねぎ	1/16個(10g)	1/8個(20g)
にんにく	1/3片(3g)	1/3片(3g)
塩・こしょう・クミンパウダー	各少々	各少々
パセリ(みじん切り)	小さじ2	小さじ2
小麦粉	適量	適量
揚げ油	適量	適量
レモン	1/6個	1/6個
ソース		
練り白ごま	小さじ2	大さじ1
砂糖	小さじ2/3	小さじ1
レモン汁	小さじ1/2	小さじ1
しょうゆ	小さじ1/2	小さじ1
水	小さじ1/2	小さじ1
塩	少々	少々

作り方

1 ひよこまめはしっかり汁けをきって、たまねぎ、にんにく、塩、こしょう、クミンパウダーと一緒にフードプロセッサーにかけ、おから状になるまで攪拌する。水っぽい場合は、鍋に入れて弱火にかけ、水分をとばしながら練る。パセリを加えてひと混ぜする。

2 タネをひと口大に10等分にして握るようにして丸める。小麦粉を全体に薄くまぶしつけ、170℃に熱した揚げ油でこんがりと色づくまで揚げる。

3 ソースの材料を混ぜて器に盛り、2をのせ、くし形に切ったレモンも添える。

1200〜1500 kcal	1600〜1800 kcal
エネルギー 176 kcal	エネルギー 196 kcal
塩分 0.7g	塩分 0.9g
たんぱく質 6.8g	たんぱく質 7.5g

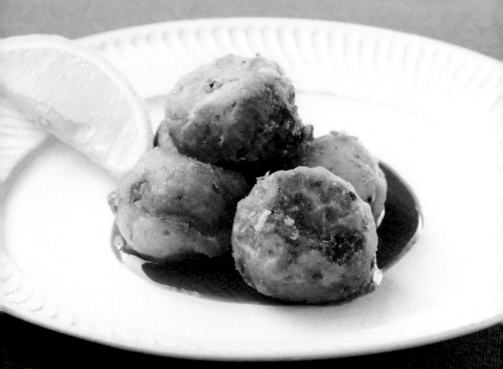

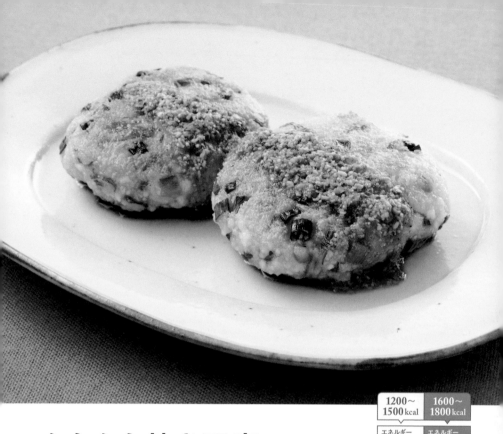

もちもち焼き豆腐

	1200〜 1500kcal	1600〜 1800kcal
エネルギー	**166**kcal	エネルギー **196**kcal
塩分	**1.1**g	塩分 **1.2**g
たんぱく質	**6.6**g	たんぱく質 **8.6**g

材料(2人分)

	1200〜 1500kcal	1600〜 1800kcal
木綿豆腐	½丁(150g)	⅔丁(200g)
カニかまぼこ	2本(10g)	3本(15g)
小ねぎ	6本(30g)	6本(30g)
かたくり粉	大さじ4	大さじ4
塩・こしょう	各少々	各少々
ごま油	大さじ½	小さじ2
タレ		
ポン酢しょうゆ	大さじ1	大さじ1
すり白ごま	小さじ2	小さじ2
豆板醤(トウバンジャン)	小さじ⅓	小さじ⅓

作り方

1 豆腐は粗くちぎってざるにのせ、自然に水けをきっておく。カニかまぼこは長さを半分に切ってほぐし、小ねぎは細かく刻む。

2 ボウルに豆腐とかたくり粉を加えてよく混ぜ合わせる。カニかまぼこ、小ねぎ、塩、こしょうを加えてさっくりと混ぜ合わせ、4等分にし、小判形に丸める。

3 フライパンにごま油を熱し、2を入れて中火でこんがりと焼き色がつくまで両面を焼く。タレの材料を混ぜてかける。

> ごちそう
> メモ
> たんぱく質はアミノ酸で構成されていますが、大豆や大豆製品には、体内で作ることができない「必須アミノ酸」がバランスよく含まれています。大豆や大豆製品などに含まれるこの良質なたんぱく質は、ある程度とるようにしましょう。

58

厚揚げとキャベツの ホイコーロー風炒め

大豆や大豆製品には、レシチン、サポニン、不飽和脂肪酸などコレステロールを下げる成分が多く含まれているため、動脈硬化予防に役立ちます。動脈硬化を予防することは、腎機能の維持にもつながるため、1日に1回は食べたいものです。

材料（2人分）

	1200〜1500kcal	1600〜1800kcal
厚揚げ	100g	120g
キャベツ	大2枚(120g)	大2枚(120g)
ピーマン	2個(80g)	2個(80g)
ごま油	大さじ½	大さじ½
にんにく（みじん切り）	½片(5g)	½片(5g)
豆板醤（トウバンジャン）	小さじ⅓	小さじ⅓

合わせ調味料

	1200〜1500kcal	1600〜1800kcal
水	大さじ2	大さじ2
みそ	大さじ1	大さじ1
酒	大さじ1	大さじ1
みりん	大さじ½	大さじ½

作り方

1 厚揚げは熱湯を回しかけて油抜きをし、縦半分に切ってから1cm厚さに切る。キャベツとピーマンはひと口大のざく切りにする。

2 フライパンに厚揚げを並べ入れて焼き目をつけ、一度取り出す。

3 同じフライパンにごま油、にんにく、豆板醤を入れて中火にかけ、香りがたったら、キャベツとピーマンを加えて炒め合わせる。ツヤが出たら、2の厚揚げを戻し入れて炒め、合わせ調味料を加えて、強めの中火で火が通るまで炒める。

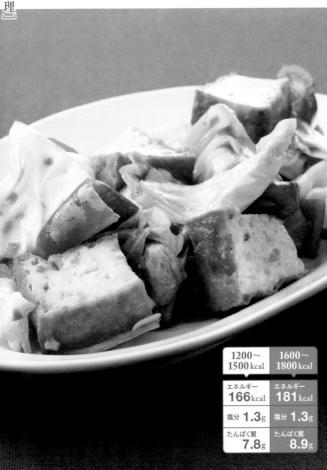

1200〜1500kcal	1600〜1800kcal
エネルギー 166kcal	エネルギー 181kcal
塩分 1.3g	塩分 1.3g
たんぱく質 7.8g	たんぱく質 8.9g

ほうれんそうの落とし卵グラタン

材料(2人分)	1200〜1500 kcal	1600〜1800 kcal
ほうれんそう	½束(120g)	小1束(180g)
オリーブ油	大さじ½	大さじ½
にんにく(みじん切り)	——	½片(5g)
塩	小さじ¼	小さじ¼
こしょう	少々	少々
マヨネーズ	大さじ1	小さじ4
パルメザンチーズ	小さじ1	大さじ½
卵	2個(100g)	2個(100g)

作り方

1 ほうれんそうはサッとゆでて水にさらし、3〜4cm長さに切って水けをしぼる。

2 フライパンにオリーブ油とにんにくを入れて中火にかけ、香りがたったら1を入れてサッと炒める。塩、こしょうをふって味をととのえる。

3 グラタン皿に2の半量を平らに入れ、マヨネーズとパルメザンチーズを混ぜて半量を表面に薄く塗り広げ、中央を少しくぼませて卵を1個割り落とす。残りの半量も同じように作る。

4 温めたオーブントースターに入れ、卵が好みのかたさになるまで3〜4分焼く。

ごちそうメモ
たんぱく質が多く含まれている卵は、これまで腎臓病の人は食べないほうがいいといわれていました。しかし、卵には体内で合成できない必須アミノ酸がふんだんに含まれています。食べられる量を把握して、食べるようにしましょう。

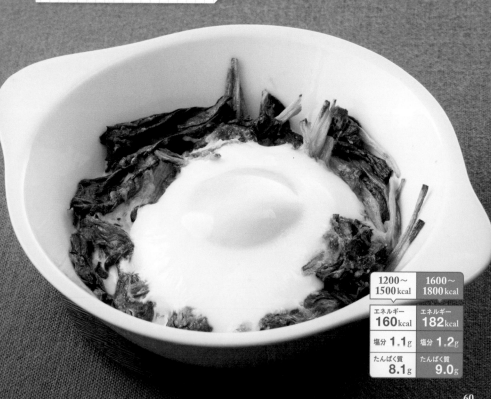

1200〜1500 kcal	1600〜1800 kcal
エネルギー **160**kcal	エネルギー **182**kcal
塩分 **1.1**g	塩分 **1.2**g
たんぱく質 **8.1**g	たんぱく質 **9.0**g

ゆで卵の シーザーサラダ

	1200〜1500 kcal	1600〜1800 kcal
エネルギー	**162** kcal	**180** kcal
塩分	**0.9** g	**1.0** g
たんぱく質	**8.2** g	**9.0** g

材料(2人分)

	1200〜1500 kcal	1600〜1800 kcal
卵	2個(100g)	2個(100g)
レタス	4〜5枚(60g)	4〜5枚(60g)
きゅうり	⅘本(80g)	1本(100g)
ベビーリーフ	小1パック(20g)	小1パック(20g)
粉チーズ	大さじ½	大さじ1

ソース

	1200〜1500 kcal	1600〜1800 kcal
マヨネーズ	大さじ1½	大さじ1⅔
ウスターソース	小さじ1	小さじ1
マスタード	小さじ½	小さじ1
アンチョビ(みじん切り)	2g	2g

作り方

1 卵は沸騰した湯に7〜8分ほど入れて半熟状にゆで、水に取る。殻をむいて4等分に切る。

2 レタスはひと口大にちぎり、きゅうりは斜め薄切りにする。ボウルにソースの材料を入れてよく混ぜ、レタス、きゅうり、ベビーリーフ、粉チーズを加えてざっくりと混ぜ、最後に**1**のゆで卵を加えて器に盛る。

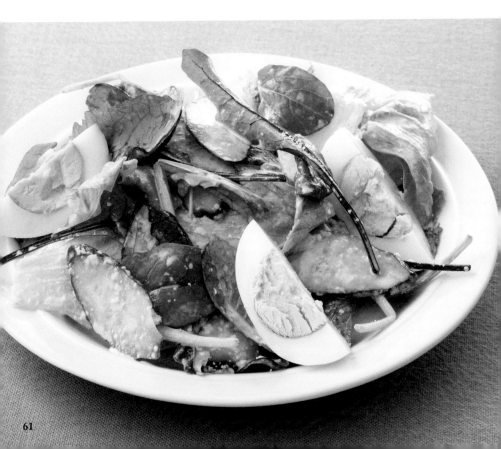

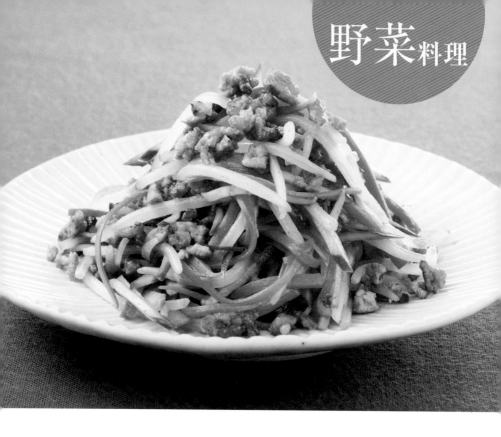

韓国風ひき肉の野菜和え

	1200〜 1500kcal	1600〜 1800kcal
	エネルギー **167**kcal	エネルギー **182**kcal
	塩分 **1.0**g	塩分 **1.0**g
	たんぱく質 **7.7**g	たんぱく質 **8.6**g

材料(2人分)		1200〜 1500kcal	1600〜 1800kcal
にんじん		⅙本(40g)	¼本(50g)
もやし		⅓袋(60g)	½袋(80g)
きゅうり		1本(100g)	1本(100g)
ごま油		小さじ1	小さじ1
にんにく(みじん切り)		¼片(2g)	½片(5g)
豚ひき肉		65g	70g
しょうゆ		小さじ½	小さじ½
みりん		小さじ1	小さじ1
A	コチュジャン	小さじ2	小さじ2
	いり白ごま	小さじ1	小さじ2
	酢	小さじ1	小さじ1
	ごま油	小さじ1	小さじ1
	砂糖	小さじ½	小さじ½
	塩	少々	少々

作り方

1 にんじんは5cm長さのせん切りにしてサッとゆでる。もやしもサッとゆでて水けをきる。きゅうりは細切りにする。

2 フライパンにごま油とにんにくを入れて中火にかけ、ひき肉を炒める。色が変わってきたら、しょうゆとみりんを加え、汁けがなくなるまで炒める。

3 ボウルにAの材料を入れよく混ぜ、1と2を入れて和え、器に盛る。

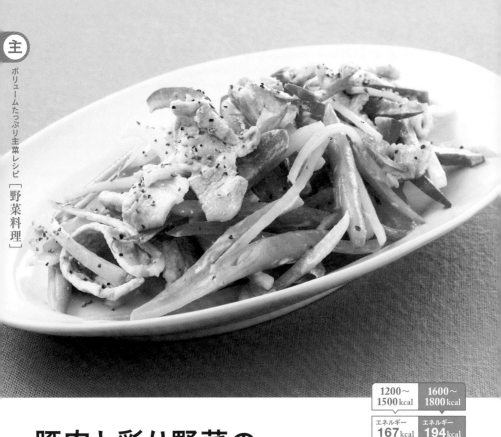

	1200〜 1500 kcal	1600〜 1800 kcal
エネルギー	167 kcal	194 kcal
塩分	1.0 g	1.0 g
たんぱく質	7.9 g	8.9 g

豚肉と彩り野菜の
マヨしょうゆ炒め

材料(2人分)	(1200〜 1500 kcal)	1600〜 1800 kcal
じゃがいも	½個(80g)	½個(80g)
赤パプリカ	½個(70g)	½個(70g)
さやいんげん	6本(60g)	6本(60g)
豚ロース薄切り肉	60g	70g
サラダ油	小さじ½	小さじ½
マヨネーズ	小さじ2	大さじ1
しょうゆ	小さじ2	小さじ2
粗びき黒こしょう	少々	少々

作り方

1 じゃがいもは皮をむいて5〜6cm長さの細切りにする。水に2〜3分さらしてサッと洗い、水けをしっかりときる。

2 パプリカは縦細切りに、さやいんげんは長さを斜め半分に切る。豚肉は3〜4等分に切る。

3 フライパンにサラダ油を中火で熱し、じゃがいもを炒める。ツヤが出てきたら、豚肉を加えて炒め合わせる。

4 肉の色が変わったら、パプリカとさやいんげんを加えて炒め混ぜ、ふたをして2〜3分蒸らし、火を通す。ふたを取ってマヨネーズ、しょうゆ、黒こしょうを加えてサッと炒め、火を止める。

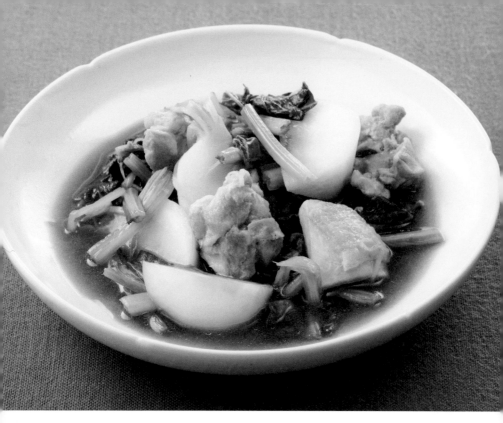

鶏とかぶの炒め煮

	1200〜 1500kcal	1600〜 1800kcal
エネルギー	**163**kcal	エネルギー **178**kcal
塩分	**1.0**g	塩分 **1.3**g
たんぱく質	**8.1**g	たんぱく質 **9.0**g

材料(2人分)	1200〜 1500kcal	1600〜 1800kcal
鶏もも肉	70g	80g
かぶ	2個(120g)	2個(120g)
ほうれんそう	⅓束(100g)	⅓束(100g)
ごま油	小さじ2	小さじ2
しょうが	½片(5g)	½片(5g)
みりん	大さじ1弱(15g)	大さじ1
酒	大さじ1	大さじ1
だし汁	1カップ	1カップ
しょうゆ	小さじ2	大さじ1弱(15g)

作り方

1 鶏肉はひと口大よりやや小さめに切る。かぶは茎を少し残して6等分のくし形に切る。ほうれんそうはサッとゆでて3cm長さに切り、水けをしぼる。

2 鍋にごま油とせん切りにしたしょうがを入れて中火で熱し、鶏肉を並べ入れて焼き色がつくまで炒める。

3 かぶを加えて全体に炒め、なじんだら、みりん、酒、だし汁を入れて落としぶたをして煮る。煮汁が⅓量程度になったら、しょうゆを加えてひと煮し、ほうれんそうも加えて温め、火を止めて器に盛る。

野菜チャンプルー

材料(2人分)	$\begin{pmatrix} 1200\sim \\ 1500\,kcal \end{pmatrix}$	$\begin{pmatrix} 1600\sim \\ 1800\,kcal \end{pmatrix}$
木綿豆腐	¼丁(80g)	⅓丁(100g)
ゴーヤ	½本(100g)	½本(100g)
キャベツ	2枚(100g)	2枚(100g)
ごま油	大さじ1	小さじ4
もやし	⅓袋(80g)	⅓袋(80g)
みりん	大さじ½	大さじ½
塩	小さじ⅕	小さじ⅕
しょうゆ	小さじ1	小さじ1
溶き卵	1個分(50g)	1個分(50g)

1200～1500 kcal		1600～1800 kcal	
エネルギー **160**kcal		エネルギー **186**kcal	
塩分 **1.1**g		塩分 **1.1**g	
たんぱく質 **7.8**g		たんぱく質 **8.4**g	

作り方

1 豆腐は水けをきり、ひと口大に切る。ゴーヤは縦半分に切って種とワタを取り、2～3㎜幅の薄切りにする。キャベツはひと口大のざく切りにする。

2 フライパンにごま油の半量を熱し、豆腐を並べ入れて強火で両面が色づく程度に焼き、一度取り出す。

3 残りのごま油を熱し、ゴーヤを強火で炒め、ツヤが出たらキャベツともやしを加えて炒め混ぜる。豆腐を戻し入れ、みりん、塩、しょうゆを加えて調味し、最後に溶き卵を加えて炒め混ぜる。

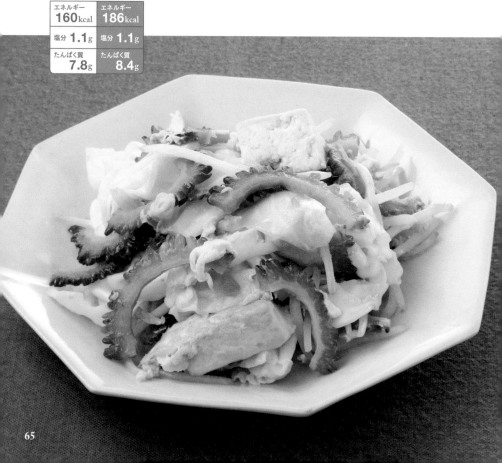

牛肉と野菜の
オイスターソース炒め

ごちそうメモ　少ない肉をできるだけ多く見せるための工夫として、薄切り肉を焼くときは、できるだけ広げて入れるようにします。また食べごたえのある野菜を一緒に使うことで、満足感をアップさせます。

材料(2人分)

	(1200～1500kcal)	(1600～1800kcal)
牛肩切り落とし肉	60g	70g
酒	小さじ½	小さじ½
しょうゆ	小さじ⅓	小さじ⅓
かたくり粉	小さじ½	小さじ½
さつまいも	50g	70g
ブロッコリー	⅓個(60g)	⅓個(60g)
黄パプリカ	⅓個(40g)	⅓個(40g)
サラダ油	小さじ½	小さじ½
ごま油	小さじ½	小さじ1
合わせ調味料		
水	¼カップ	¼カップ
オイスターソース	小さじ2	小さじ2
酒	小さじ1	小さじ1
しょうゆ	小さじ⅔	小さじ1
かたくり粉	小さじ½	小さじ½
砂糖	小さじ½	小さじ½

作り方

1　牛肉は酒、しょうゆ、かたくり粉をもみ込み、下味をつける。さつまいもは皮つきのまま棒状に切ってサッと洗って水けをきる。ブロッコリーは小房に分け、パプリカは細切りにする。

2　フライパンにサラダ油を熱し、さつまいもを入れて、ツヤが出るまで炒める。ふたをして3～4分蒸し焼きにして、一度取り出す。

3　同じフライパンにごま油を熱して、牛肉をほぐしながら中火で炒め、色が変わってきたら2を戻し入れ、ブロッコリーとパプリカも加えてサッと炒めて火を通す。合わせ調味料を加えて炒め合わせる。

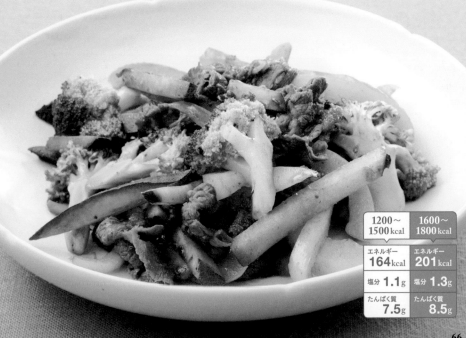

1200～1500kcal	1600～1800kcal
エネルギー **164kcal**	エネルギー **201kcal**
塩分 **1.1g**	塩分 **1.3g**
たんぱく質 **7.5g**	たんぱく質 **8.5g**

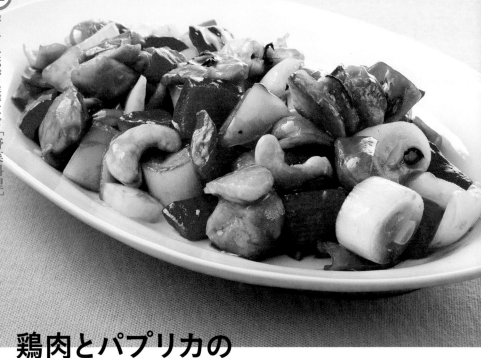

鶏肉とパプリカの
カシューナッツ炒め

材料（2人分）	1200〜1500kcal	1600〜1800kcal
鶏もも肉	55g	65g
かたくり粉・しょうゆ	各小さじ⅓	各小さじ⅓
ピーマン	2個(80g)	2個(80g)
赤パプリカ	½個(60g)	½個(60g)
黄パプリカ	½個(60g)	½個(60g)
ねぎ	1本(60g)	1本(60g)
サラダ油	小さじ½	小さじ½
赤とうがらし（輪切り）	1本分(2g)	1本分(2g)
カシューナッツ	15g	20g

合わせ調味料

酒	小さじ2	小さじ2
オイスターソース	大さじ½	大さじ½
砂糖	大さじ½	大さじ½
しょうゆ・酢	各小さじ1	各小さじ1
水溶きかたくり粉	小さじ1	小さじ1

作り方

1 鶏肉は1cm角に切り、かたくり粉としょうゆをもみ込む。ピーマンとパプリカは1.5cm角に切り、ねぎは1cm幅のぶつ切りにする。

2 フライパンにサラダ油と赤とうがらしを中火で熱し、鶏肉を入れて動かさないようにじっくりと両面を焼く。

3 パプリカ、ピーマン、ねぎを加えて炒め、合わせ調味料を加えて全体に炒める。仕上げにカシューナッツを加えて炒め合わせる。

1200〜1500kcal	1600〜1800kcal
エネルギー169kcal	エネルギー194kcal
塩分1.2g	塩分1.2g
たんぱく質8.0g	たんぱく質9.4g

鶏と里いもの
ごまみそ和え

材料(2人分)	1200〜1500kcal	1600〜1800kcal
里いも	2個(160g)	2〜3個(180g)
さやいんげん	3〜4本(30g)	4〜5本(40g)
鶏もも肉	55g	65g
サラダ油	小さじ½	小さじ½
酒	小さじ2	小さじ2
A すり白ごま	大さじ1½	大さじ2
A みそ	小さじ2	小さじ2
A 砂糖	小さじ2	小さじ2
A しょうゆ	小さじ⅓	小さじ½

作り方

	1200〜1500kcal	1600〜1800kcal
エネルギー	162kcal	188kcal
塩分	0.9g	1.0g
たんぱく質	7.8g	9.2g

1 里いもは水洗いして上下を切り落とし、皮ごと耐熱皿に並べる。ラップをふんわりとかけて電子レンジで約5分加熱し、ひっくり返してさらに1〜2分加熱し、温かいうちに皮をむく。さやいんげんは2〜3等分に切る。

2 鶏肉は1cm幅の細切りにする。フライパンにサラダ油を熱し、中火で皮目を下にしてこんがりと焼き色がつくまで焼く。空いたスペースにさやいんげんを入れ、酒をふり入れてふたをし、約5分蒸し焼きにする。

3 ボウルにAの材料を入れてよく混ぜ、2を蒸し汁ごと加え、里いもも加えて和える。

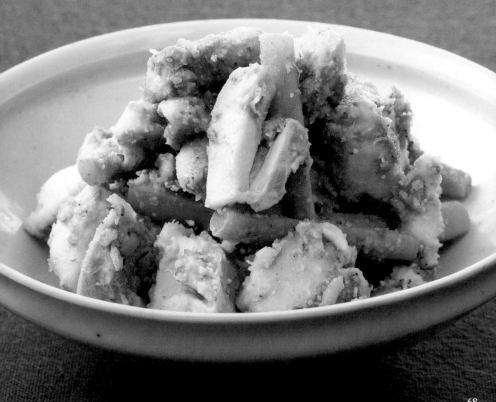

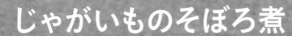

じゃがいものそぼろ煮

	1200〜1500kcal	1600〜1800kcal
エネルギー	165kcal	186kcal
塩分	1.1g	1.1g
たんぱく質	7.1g	7.9g

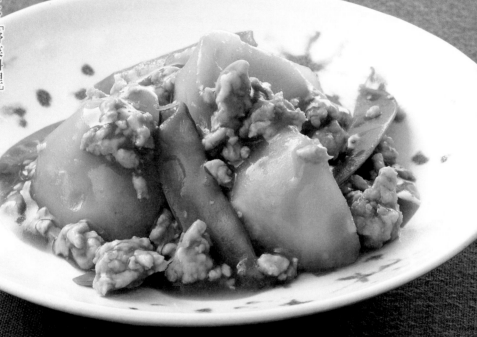

材料(2人分)	1200〜1500kcal	1600〜1800kcal
じゃがいも	大1個(180g)	2個(220g)
絹さや	5枚(15g)	6枚(20g)
水	1カップ	1カップ
砂糖	大さじ½	大さじ½
みりん	大さじ1	大さじ1
鶏ひき肉	55g	60g
しょうゆ	大さじ1弱(15g)	大さじ1弱(15g)
かたくり粉	大さじ½	大さじ½

作り方

1 じゃがいもは皮をむいてひと口大に切り、絹さやはサッとゆでる。

2 じゃがいもを鍋に入れ、かぶるくらいに水を注いで強火にかける。沸騰したら砂糖、みりんを加えてひと煮し、ひき肉をほぐし入れる。煮立ったら、しょうゆも加えて、弱めの中火にして15分ほど煮る。

3 最後に、倍量の水(分量外)で溶いたかたくり粉を加えてとろみをつけ、絹さやと混ぜて器に盛る。

1日のエネルギー量を適正にし、肥満にも気をつける

自分の体重に見合った量を取るのがベスト

腎臓の働きを正常に保つためには、塩分やたんぱく質の量と共に、1日にとるエネルギー量も適正にします。適正エネルギー量は人によって異なり、標準体重と推奨摂取エネルギー量を掛け合わせて算出します（P18参照）。

推奨摂取エネルギー量は、標準体重1kgあたりに必要なエネルギー量の目安です。肥満がある人は、20～25kcalを目安に設定します。数値に幅があるのは、1日の活動量や年齢、性別、糖尿病の有無などによって、必要なエネルギー量が異なるためです。医師や管理栄養士と相談して決めましょう。

1日の適正エネルギー量がわかったら、

計算しやすくするため下2ケタを切り捨てます。これを朝食・昼食・夕食の3食にほぼ均等に振り分けます。そして1食分のエネルギーから主食分（P104参照）を抜き、残りのエネルギー量で主菜と副菜を組み合わせます。

肥満解消のためにも体重は適正にする

肥満も、腎臓に大きな負担をかけることがわかっています。自分が肥満かどうかチェックしてみましょう。

下図の計算式に従って、今の体重からBMI（体格指数）を計算して、肥満度を確認します。自分が肥満かどうかの基準体重となります。BMIが22となる体重が標準体重となります。BMIが25以上であれば肥満とされるので、自分の標準体重から算出した1日の適正摂取エネルギー

量を守り、3食ともバランスよくとるように心がけます。

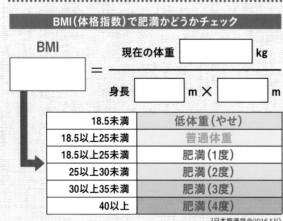

BMI（体格指数）で肥満かどうかチェック

$$BMI = \dfrac{\text{現在の体重} \boxed{} kg}{\text{身長} \boxed{} m \times \boxed{} m}$$

18.5未満	低体重（やせ）
18.5以上25未満	普通体重
18.5以上25未満	肥満（1度）
25以上30未満	肥満（2度）
30以上35未満	肥満（3度）
40以上	肥満（4度）

（日本肥満学会2016より）

すべて100kcal以下！
バランスよく
栄養がとれる24品

低たんぱく
副菜レシピ

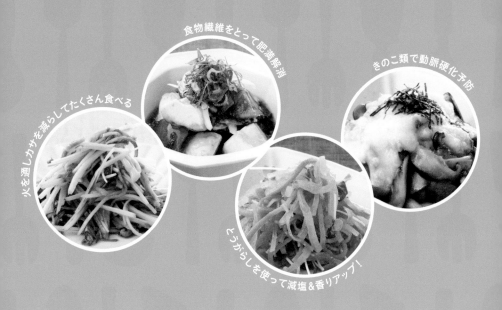

食物繊維をとって肥満解消

きのこ類で動脈硬化予防

火を通し力サを減らしてたくさん食べる

とうがらしを使って減塩&香りアップ！

主菜 ＋ 副菜 ＋ 汁物 〔 ＋ 常備菜 〕

	1200〜1500 kcal	1600〜1800 kcal
エネルギー	60 kcal	76 kcal
塩分	0.6 g	0.6 g
たんぱく質	1.8 g	2.2 g

作り方

1 小松菜は4〜5cm長さに切り、パプリカは細切りにする。

2 フライパンにごま油とにんにくを入れて中火で炒め、香りがたったら強めの中火で小松菜の軸を炒め、全体に油が回ったらふたをして、1〜2分蒸し焼きにする。

3 パプリカと小松菜の葉の部分を加えて強火で一気に炒める。合わせ調味料を回し入れ、水分を飛ばして火を止める。

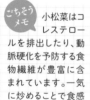

ごちそうメモ 小松菜はコレステロールを排出したり、動脈硬化を予防する食物繊維が豊富に含まれています。一気に炒めることで食感がよくなります。

小松菜とパプリカのにんにく炒め

材料(2人分)	1200〜1500 kcal	1600〜1800 kcal
小松菜	⅘束(160g)	1束(180g)
赤パプリカ	⅛個(30g)	¼個(40g)
ごま油	小さじ1	大さじ½
にんにく(薄切り)	½片(5g)	1片(10g)
合わせ調味料		
酒	大さじ1	大さじ1
オイスターソース	小さじ1	小さじ1
鶏がらスープの素	小さじ¼	小さじ¼
こしょう	少々	少々

水菜のゆずこしょう炒め

材料（2人分）

	1200〜1500 kcal	1600〜1800 kcal
水菜	約½束（110g）	1束（160g）
ベーコン	¼枚（3g）	⅓枚（5g）
しょうが	½片（5g）	½片（5g）
ゆずこしょう	小さじ½	小さじ½
しょうゆ	小さじ⅔	小さじ1
みりん	小さじ⅓	小さじ½
サラダ油	小さじ1	大さじ½

> **ごちそうワザ**
> 野菜は生ではなく、火を通して食べるのがおすすめ。カサを減らしてたくさん食べることができます。また、火を通すことでカリウムも減ります。

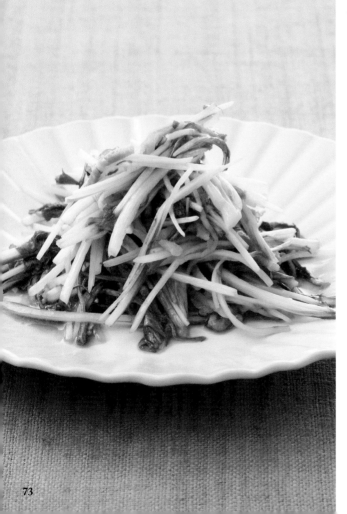

作り方

1 水菜は食べやすい長さに切り、ベーコンは細切りに、しょうがはせん切りにする。

2 ゆずこしょう、しょうゆ、みりんは混ぜておく。

3 フライパンにサラダ油、ベーコン、しょうがを入れて中火にかける。香りがたったら、水菜を加えてサッと炒め合わせる。2を回し入れて味をととのえ、火を止めて器に盛る。

	1200〜1500 kcal	1600〜1800 kcal
エネルギー	44 kcal	74 kcal
塩分	0.7 g	0.9 g
たんぱく質	2.0 g	2.9 g

ほうれんそうと
チーズのおひたし

	1200〜1500 kcal	1600〜1800 kcal
エネルギー	33 kcal	63 kcal
塩分	0.5g	0.8g
たんぱく質	2.0g	2.9g

材料(2人分)

	1200〜1500 kcal	1600〜1800 kcal
ほうれんそう	½束(100g)	小1束(120g)
クリームチーズ	10g	25g
だし汁	小さじ2	大さじ1
みりん	小さじ⅓	小さじ½
しょうゆ	小さじ1	大さじ½
焼きのり	全型⅓枚(1g)	全型⅓枚(1g)

作り方

1 ほうれんそうはサッとゆで、冷水に取って水けをしぼる。3〜4cm長さに切り、さらに水けをしっかりしぼる。チーズは小さめにちぎる。

2 ボウルにだし汁、みりん、しょうゆを加えて混ぜ、**1**とちぎったのりを加えて和え、器に盛る。

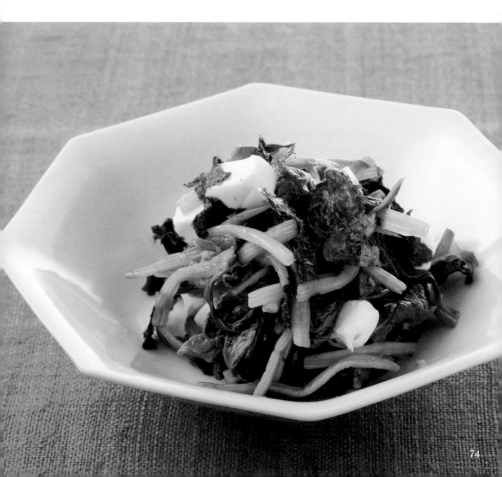

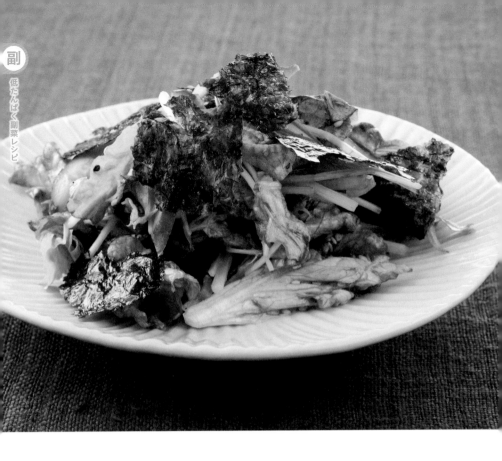

副
低たんぱく副菜レシピ

韓国風チョレギサラダ

	1200〜1500kcal	1600〜1800kcal
エネルギー	52kcal	エネルギー 69kcal
塩分	0.6g	塩分 0.6g
たんぱく質	1.8g	たんぱく質 2.1g

材料（2人分）

		1200〜1500kcal	1600〜1800kcal
サニーレタス		2〜3枚(50g)	2〜3枚(50g)
きゅうり		小1本(80g)	1本(100g)
水菜		20g	20g
A	いり白ごま	小さじ2	大さじ1
	ごま油	小さじ1	大さじ½
	おろしにんにく	小さじ1	小さじ1
	酢	小さじ1	小さじ1
	しょうゆ・砂糖	各小さじ½	各小さじ½
	塩	少々	少々
韓国のり		適量	適量

作り方

1 サニーレタスは食べやすい大きさにちぎる。きゅうりは縦半分に切ってから斜め薄切りにし、水菜は4〜5cm長さに切る。

2 ボウルにAを入れてよく混ぜ、1を入れて混ぜ合わせる。器に盛り、韓国のりをちぎって散らす。

大根とにんじんのキムチ風

材料(2人分)	1200〜1500 kcal	1600〜1800 kcal
大根	3cm（60g）	3cm（60g）
にんじん	⅕本（40g）	⅕本（40g）
ねぎ	⅓本（20g）	⅓本（20g）
桜えび	2g	3g
おろしにんにく	小さじ1	小さじ1
粉とうがらし(ない場合は一味とうがらしで代用可)	小さじ½	小さじ½
はちみつ	小さじ1	小さじ1
ごま油	小さじ1	大さじ½
塩	小さじ¼	小さじ¼
貝割れ大根	10g	10g

ごちそうワザ
粉とうがらしや一味とうがらしは塩分が含まれていないのに、風味がよく、味にメリハリをつけてくれます。減塩のためにも、積極的に活用して、味のバリエーションを増やしましょう。

作り方

1 大根とにんじんはせん切りにして、サッとゆでて水けをしっかりとしぼる。ねぎもせん切りにする。

2 ボウルに細かく刻んだ桜えびとおろしにんにく、粉とうがらし、はちみつ、ごま油、塩を入れてよく混ぜる。1を加えて、なじむまで手でよく混ぜ、最後に貝割れ大根を加えてさっくりと和える。

1200〜1500 kcal	1600〜1800 kcal
エネルギー 51 kcal	エネルギー 62 kcal
塩分 0.9g	塩分 0.9g
たんぱく質 1.3g	たんぱく質 1.6g

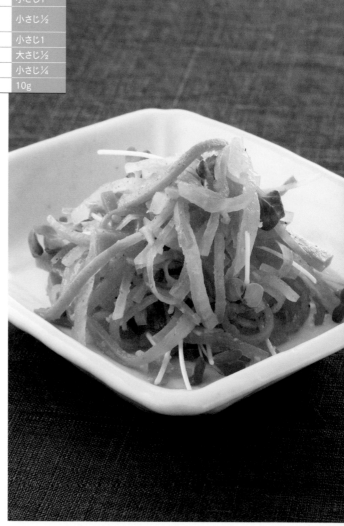

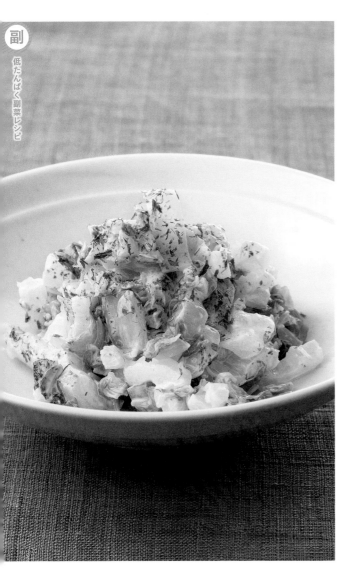

作り方

1 白菜は4〜5cm長さの
ざく切りにし、ボウル
に入れて塩をふる。軽
くもみ込み、2〜3分
おいてしんなりしてき
たら、サッと洗って水
けをしっかりとしぼる。

2 ボウルにマヨネーズと
レモン汁を入れてよく
混ぜ、1を加えて和え
る。

3 器に盛り、青のりをふ
る。

1200〜 1500kcal	1600〜 1800kcal
エネルギー **52**kcal	エネルギー **96**kcal
塩分 **0.6**g	塩分 **0.8**g
たんぱく質 **0.9**g	たんぱく質 **1.3**g

白菜の青のり
マヨサラダ

材料(2人分)	(1200〜 1500kcal)	(1600〜 1800kcal)
白菜	1½枚(160g)	2枚(200g)
塩	小さじ¼	小さじ⅓
マヨネーズ	大さじ1	大さじ2
レモン汁	小さじ½	小さじ1
青のり	小さじ1	小さじ1

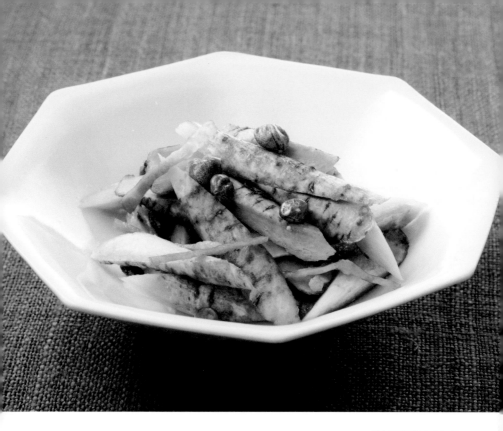

ごぼうとベーコン、ケッパーのソテー

	1200〜1500kcal	1600〜1800kcal
エネルギー	57kcal	74kcal
塩分	0.6g	0.8g
たんぱく質	1.5g	1.8g

材料(2人分)

	1200〜1500kcal	1600〜1800kcal
ごぼう	⅓本(60g)	½本(80g)
ベーコン	½枚(10g)	½枚(10g)
オリーブ油	小さじ½	小さじ1
白ワイン	小さじ2	大さじ1
ケッパー(無塩)	大さじ1	大さじ1
しょうゆ	小さじ⅔	小さじ1
塩・こしょう	各少々	各少々

作り方

1 ごぼうは細い乱切りにし、ベーコンは細切りにする。

2 フライパンにオリーブ油を熱し、ベーコンを入れて中火でじっくりと炒め、こんがりと焼き色がついてきたら、ごぼうも加えて炒め合わせる。

3 白ワインをふり、ケッパーとしょうゆも加えて、中火で汁けがなくなるまで1〜2分炒め、塩、こしょうで味をととのえる。

> ごちそうワザ　スパイスを使うのも、減塩のコツ。塩分が入っていないのに味にメリハリがつきます。このレシピは、ケッパーを使うことで、しょうゆや塩などの量を最低限に抑えつつ、味を引き立てています。

まいたけの まるごとバター焼き

	1200〜1500kcal	1600〜1800kcal
エネルギー	48kcal	71kcal
塩分	0.5g	0.6g
たんぱく質	1.3g	1.8g

材料(2人分)

	1200〜1500kcal	1600〜1800kcal
まいたけ	小1パック(90g)	大1パック(120g)
オリーブ油	小さじ1	小さじ1
絹さや	4〜6枚(15g)	8〜10枚(30g)
塩	少々	少々
しょうゆ	小さじ½	小さじ½
バター	5g	10g
レモンの皮	適量	適量

作り方

1 まいたけは半分に分ける。

2 フライパンにオリーブ油を中火で熱し、まいたけと絹さやを入れて塩をふり、ふたをする。

3 1〜2分焼き、絹さやに火が通ったところで取り出す。まいたけは裏に返し、再びふたをして中火で1〜2分蒸し焼きにする。

4 しょうゆを回し入れなじんだら、絹さやを戻し入れる。バターを加え、溶けかけたら火を止めて器に盛る。レモンの皮をせん切りにして散らす。

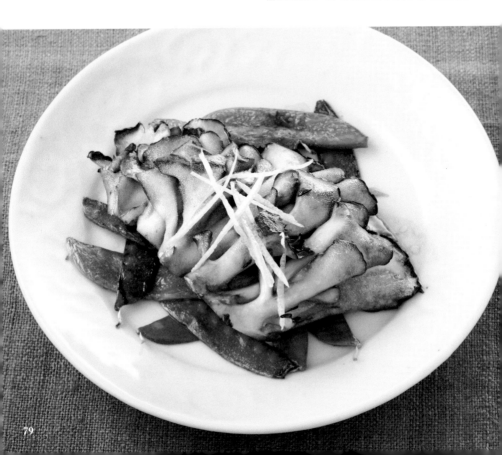

炒めきのこの山かけ

材料(2人分)	1200〜1500kcal	1600〜1800kcal
まいたけ	⅓パック(30g)	½パック(40g)
しめじ	⅓パック(40g)	½パック(50g)
しいたけ	1枚(15g)	2枚(30g)
長いも	⅙本(40g)	¼本(60g)
ごま油	小さじ1	大さじ½
酒・みりん	各小さじ1	各大さじ½
しょうゆ	小さじ1	小さじ1
刻みのり	適量	適量

ごちそうメモ
きのこ類は、どれも低エネルギーで、低たんぱく。たっぷり食べても心配ない食材です。肥満を解消したり、動脈硬化を予防する効果もあるので、積極的に食べましょう。

作り方

1 まいたけとしめじは小房に分け、しいたけは薄切りにする。長いもはすりおろす。

2 鍋にごま油を熱し、まいたけ、しめじ、しいたけを入れて強火で炒める。しんなりとしてきたら酒、みりん、しょうゆを加え、汁けがなくなるまで加熱する。

3 器に2を盛り、1の長いもをかけて刻みのりをのせる。

1200〜1500kcal	1600〜1800kcal
エネルギー 51kcal	エネルギー 73kcal
塩分 0.4g	塩分 0.4g
たんぱく質 1.8g	たんぱく質 2.4g

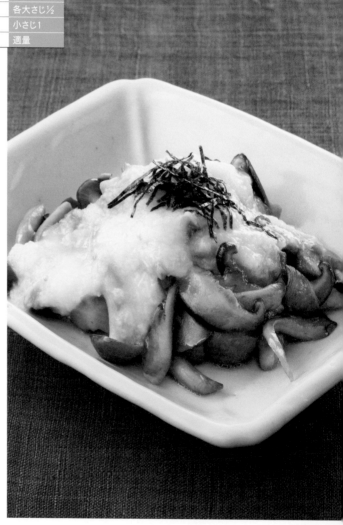

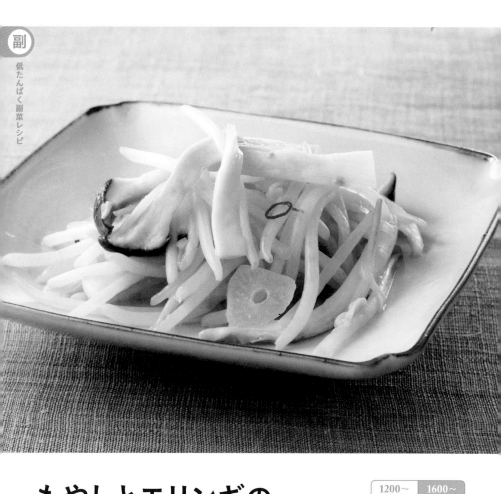

もやしとエリンギの
ペペロンチーノ風炒め

	1200～1500kcal	1600～1800kcal
エネルギー	52kcal	77kcal
塩分	0.5g	0.7g
たんぱく質	1.7g	2.3g

材料(2人分)	1200～1500kcal	1600～1800kcal
エリンギ	1本(60g)	大1本(80g)
オリーブ油	小さじ2	大さじ1
にんにく(薄切り)	½片(5g)	1片(10g)
赤とうがらし(輪切り)	½本分(1.5g)	½本分(1.5g)
もやし	½袋弱(80g)	½袋(100g)
塩	小さじ⅙	小さじ¼

作り方

1 エリンギは縦に細くさく。

2 フライパンにオリーブ油とにんにく、赤とうがらしを入れて弱火にかける。香りがたってきたら、中火にしてもやしとエリンギを加えて炒める。

3 全体にツヤが出たら塩をふり入れて炒め、火を通す。

81

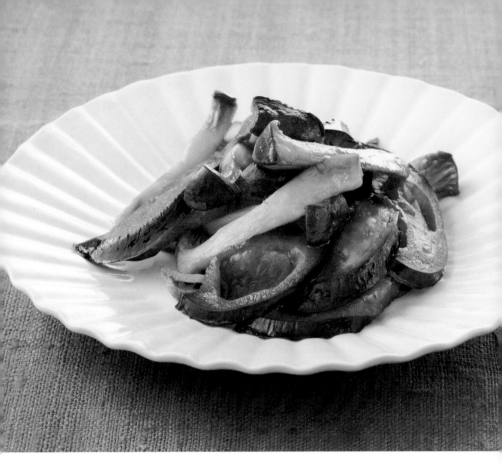

なすとエリンギの
バルサミコソテー

1200〜1500kcal	1600〜1800kcal
エネルギー 47kcal	エネルギー 72kcal
塩分 0.5g	塩分 0.5g
たんぱく質 1.6g	たんぱく質 2.1g

材料(2人分)

	1200〜1500kcal	1600〜1800kcal
なす	大1本(80g)	大1本(80g)
エリンギ	1本(60g)	大1本(80g)
オリーブ油	小さじ1	小さじ2
にんにく(みじん切り)	½片(5g)	1片(10g)
バルサミコ酢	大さじ1⅓	大さじ1½
しょうゆ	小さじ½	小さじ½
塩・こしょう	各少々	各少々

作り方

1 なすは縦半分に切ってから斜め薄切りにする。エリンギも同様の大きさに切る。

2 フライパンにオリーブ油とにんにくを入れて弱火にかける。香りがたったら中火にしてなすを入れて炒め、油が回ったら、エリンギを加えてさらに炒める。

3 しんなりしたら、バルサミコ酢としょうゆを加えて煮つめ、塩、こしょうで味をととのえる。

なすとピーマンの山椒みそ炒め

材料(2人分)	1200〜1500kcal	1600〜1800kcal
なす	1⅔本(100g)	2本(120g)
ピーマン	2個弱(70g)	2個(80g)
ごま油	小さじ1	大さじ½
粉山椒	小さじ½(1g)	小さじ½(1g)
合わせ調味料		
だし汁	大さじ1	大さじ1
みそ	小さじ2	小さじ2
みりん	小さじ2	小さじ2

作り方

1 なすは縞目に皮をむいてひと口大の乱切りに、ピーマンもひと口大の乱切りにする。

2 フライパンにごま油を熱し、なすの皮目を下にして入れて中火で焼く。

3 ピーマンと合わせ調味料を加えて、汁けがほとんどなくなり、なすにツヤが出るまで、中火でときどきかき混ぜながら炒める。最後に山椒をふり入れてひと混ぜし、器に盛る。

1200〜1500kcal	1600〜1800kcal
エネルギー 65kcal	エネルギー 76kcal
塩分 0.8g	塩分 0.8g
たんぱく質 1.7g	たんぱく質 1.8g

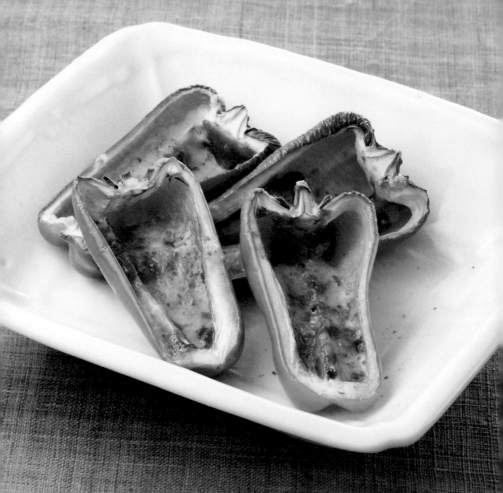

ピーマンの一味チーズ焼き

材料(2人分)	1200〜 1500kcal	1600〜 1800kcal
ピーマン	4個(80g)	4個(80g)
みそ	小さじ1	小さじ1
みりん	小さじ½	小さじ½
ピザ用チーズ	10g	15g
一味とうがらし	適量	適量

ごちそうワザ
チーズは、エネルギー不足を補う便利な食材。塩分もコクもあるため、少量の使用でも、満足感がアップします。

作り方

1 ピーマンは縦半分に切って、くぼみに、みそとみりんを混ぜたものを薄く塗り、チーズを均等にのせる。

2 天板に1を並べのせ、オーブントースターでチーズが溶けるまで焼き、一味とうがらしをふる。

1200〜 1500kcal	1600〜 1800kcal
エネルギー **37**kcal	エネルギー **47**kcal
塩分 **0.5**g	塩分 **0.5**g
たんぱく質 **2.0**g	たんぱく質 **2.7**g

副

低たんぱく副菜レシピ

パプリカのごま和え

材料（2人分）	1200～1500kcal	1600～1800kcal
赤パプリカ	½個(80g)	½個(80g)
黄パプリカ	½個(80g)	½個(80g)
すり白ごま	大さじ1½	大さじ2
酢	小さじ⅔	小さじ1
しょうゆ	大さじ½	大さじ½
みりん	小さじ1	小さじ1

ごちそうワザ たっぷりのすりごまと酢を使った和えものは、塩分控えめなのに、風味が豊かで、薄味を感じさせません。

作り方

1 パプリカは縦薄切りにし、サッとゆでて水けをきる。

2 ボウルにすりごま、酢、しょうゆ、みりんを入れて混ぜ合わせ、1を加えて混ぜる。

1200～1500kcal	1600～1800kcal
エネルギー 61kcal	エネルギー 70kcal
塩分 0.7g	塩分 0.7g
たんぱく質 2.0g	たんぱく質 2.3g

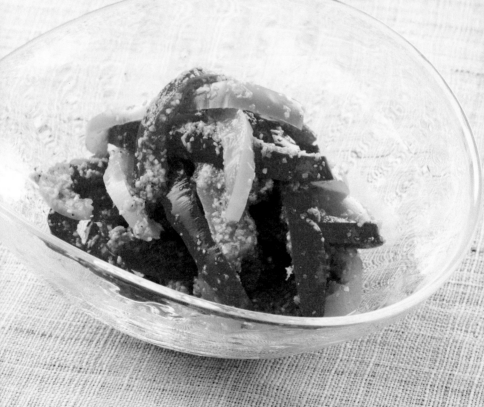

ねぎのマヨネーズ焼き

材料(2人分)

	1200〜1500kcal	1600〜1800kcal
ねぎ	1½本(100g)	2本(120g)
マヨネーズ	大さじ1	大さじ1⅔
七味とうがらし	小さじ⅓〜½	小さじ½〜1

1200〜1500kcal	1600〜1800kcal
エネルギー 57kcal	エネルギー 87kcal
塩分 0.1g	塩分 0.2g
たんぱく質 0.9g	たんぱく質 1.1g

作り方

1 ねぎは3cm長さに切り、耐熱皿に並べてラップをふんわりとかけ、電子レンジで3分加熱する。

2 マヨネーズをねぎの上に塗り広げ、オーブントースターでこんがり焼き色がつくまで約5分焼き、七味とうがらしをふる。

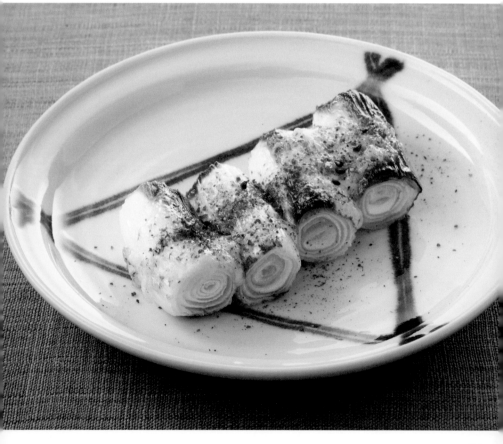

アスパラベーコン

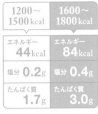

	1200〜1500kcal	1600〜1800kcal
エネルギー	44kcal	84kcal
塩分	0.2g	0.4g
たんぱく質	1.7g	3.0g

材料（2人分）

	1200〜1500kcal	1600〜1800kcal
グリーンアスパラガス	2本(30g)	2本(30g)
ベーコン	1枚(20g)	2枚(40g)
粗びき黒こしょう	少々	少々
レモン	適量	適量

ごちそうワザ 減塩するには、ベーコンのように味が濃い食材を使うと、塩やしょうゆなどを使わなくても、物足りなさを感じません。レモンも味のアクセントになります。

作り方

1 アスパラガスは下半分をピーラーでむき、長さを4等分に切る。1200kcal〜の場合のみ、ベーコンは縦半分に切る。

2 ベーコンでアスパラ2本を芯にして巻き、爪楊枝でとめる。

3 フライパンに油をひかずに2を並べ入れ、弱めの中火で焼く。焼き色がついたら弱火にしてふたをし、3〜4分蒸し焼きにして火を通す。器に盛り、粗びき黒こしょうをふり、レモンを添える。

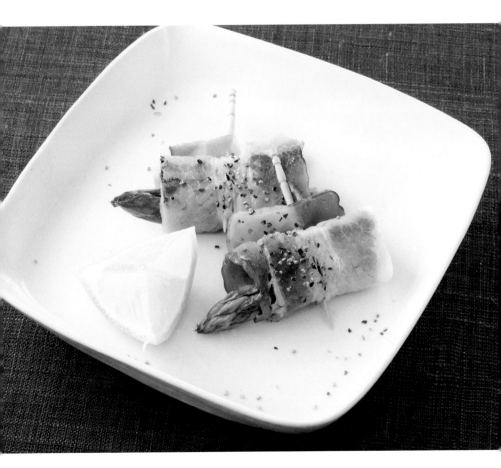

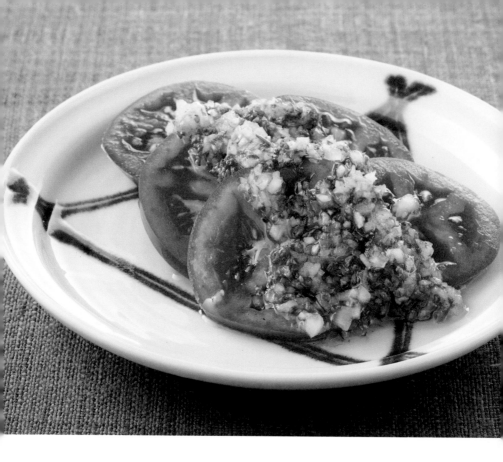

冷やしトマトサラダ

	1200〜1500kcal	1600〜1800kcal
エネルギー	70kcal	95kcal
塩分	0.2g	0.2g
たんぱく質	0.9g	1.1g

材料(2人分)

	1200〜1500kcal	1600〜1800kcal
トマト	小2個(200g)	2個(240g)
はちみつ	小さじ1	小さじ1
レモン汁	小さじ1	大さじ½
たまねぎ(みじん切り)	15g	20g
オリーブ油	小さじ2	大さじ1
塩・こしょう	各少々	各少々
パセリ(みじん切り)	大さじ1	大さじ1

作り方

1 トマトは薄い輪切りにし、器に盛り冷蔵庫で冷やしておく。

2 ボウルにはちみつ、レモン汁、たまねぎを入れてよく混ぜ、オリーブ油を加えて再度よく混ぜる。塩、こしょうで味をととのえ、パセリを加えて混ぜる。食べる直前に1にかける。

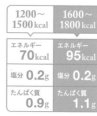
ごちそうメモ　このドレッシング、意外と万能！　たこや帆立てのマリネ、シーフードサラダなどにかけても、おいしくいただけます。ただし、食べすぎにはご注意を。

ミニトマトとマッシュルームの イタリアンソテー

材料（2人分）

	1200〜1500kcal	1600〜1800kcal
マッシュルーム	4個(40g)	6個(60g)
ミニトマト	5個(75g)	5個(75g)
オリーブ油	大さじ½	小さじ2
にんにく（みじん切り）	1片(10g)	1片(10g)
パン粉	大さじ1	大さじ2
ブラックオリーブ（輪切り）	10g	20g
塩	小さじ⅙	小さじ⅙
こしょう	少々	少々
バジル	適量	適量

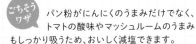

ごちそうワザ
パン粉がにんにくのうまみだけでなく、トマトの酸味やマッシュルームのうまみもしっかり吸うため、おいしく減塩できます。

作り方

1 マッシュルームは薄切りに、ミニトマトは半分に切る。

2 フライパンにオリーブ油、にんにく、パン粉を入れて中火にかけ、パン粉が色づいてきたら**1**を加えて炒める。ブラックオリーブを入れ、塩、こしょうをふり、汁けがなくなるまで炒める。

3 器に盛り、刻んだバジルを散らす。

1200〜1500kcal	1600〜1800kcal
エネルギー **59**kcal	エネルギー **81**kcal
塩分 **0.6**g	塩分 **0.7**g
たんぱく質 **1.6**g	たんぱく質 **2.1**g

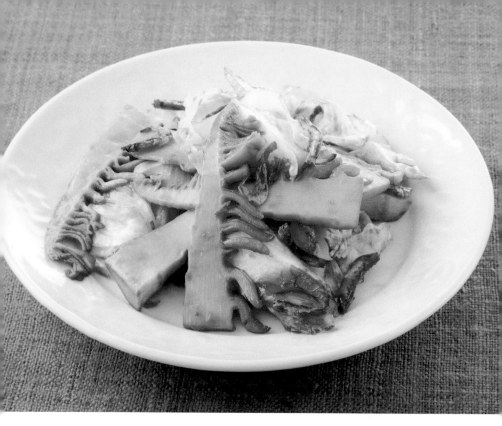

キャベツとたけのこの
オイスターソース炒め

	1200〜1500kcal	1600〜1800kcal
エネルギー	53kcal	69kcal
塩分	0.5g	0.6g
たんぱく質	2.0g	2.9g

材料(2人分)

	1200〜1500kcal	1600〜1800kcal
キャベツ	小2枚(110g)	2枚(120g)
たけのこ(ゆで)	30g	60g
サラダ油	大さじ½	小さじ2
桜えび	2g	3g
酒	小さじ1	小さじ1
しょうゆ	小さじ½	小さじ½
オイスターソース	小さじ⅔	小さじ1

作り方

1 キャベツはひと口大のざく切りに、たけのこは縦薄切りにする。

2 フライパンにサラダ油を熱し、**1**を入れて中火で炒め合わせる。油が回ったら桜えびを加えて混ぜ、酒、しょうゆ、オイスターソースを加えて、強火でサッと炒める。

> **ごちそうメモ** たけのこは、体内の余分な塩分を排出し、血圧を安定させるカリウムが含まれています。ただし、カリウムが30gあたり140mgと多いため、カリウム制限のある人は、食べる量に注意が必要です。

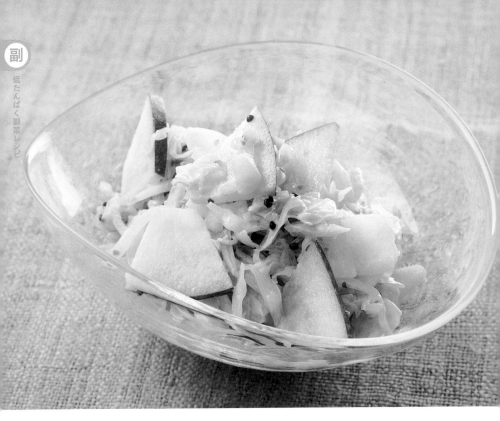

キャベツとりんごの
コールスロー

	1200〜1500kcal	1600〜1800kcal
エネルギー	70kcal	エネルギー 97kcal
塩分	0.5g	塩分 0.6g
たんぱく質	1.1g	たんぱく質 1.1g

材料(2人分)

	1200〜1500kcal	1600〜1800kcal
キャベツ	2枚(120g)	2枚(120g)
セロリ	⅓本(30g)	⅓本(30g)
塩	小さじ¼	小さじ¼
りんご	小¼個(50g)	¼個(60g)
マヨネーズ	小さじ1	大さじ1
オリーブ油	小さじ½	小さじ½
はちみつ	小さじ1	小さじ1
酢	小さじ1	小さじ1
粒マスタード	小さじ1	小さじ½

作り方

1　キャベツとセロリはせん切りにし、塩をもみ込む。しんなりしたらギュッともんで水けをしぼる。りんごはよく洗い、皮つきのままいちょう切りにする。

2　ボウルにマヨネーズ、オリーブ油、はちみつ、酢、マスタードを入れてよく混ぜ、1を加えて和える。

アボカドと
もずくの
薬味和え

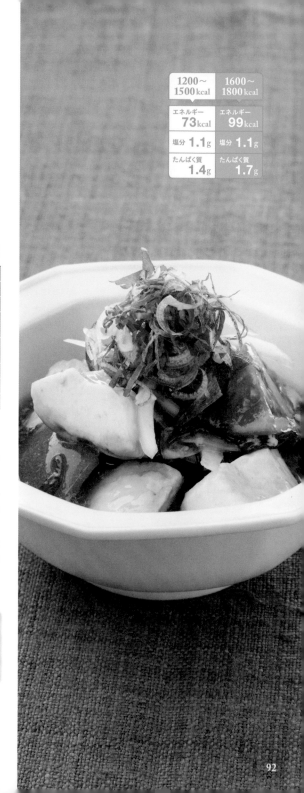

	1200〜 1500kcal	1600〜 1800kcal
エネルギー	73kcal	99kcal
塩分	1.1g	1.1g
たんぱく質	1.4g	1.7g

材料(2人分)	1200〜 1500kcal	1600〜 1800kcal
アボカド	¼個(40g)	½個(70g)
トマト	⅓個(60g)	½個(80g)
たまねぎ	20g	20g
もずく酢 (味つき)	小1パック (70g)	小1パック (70g)
ごま油・ しょうゆ	各小さじ½	各小さじ½
おろししょうが	小さじ1	小さじ1
みょうが	½個(10g)	½個(10g)
しそ	3枚(3g)	3枚(3g)

作り方

1 アボカドとトマトはひと口大に切り、たまねぎは薄切りにする。

2 ボウルにもずく酢、ごま油、しょうゆ、おろししょうが、たまねぎを入れてなじませる。

3 アボカドとトマトを2に加えてひと混ぜし、器に盛る。せん切りにしたみょうがとしそを混ぜてのせる。

ごちそうメモ アボカドには肥満を解消するといわれる食物繊維がたっぷり含まれています。肥満の解消は、腎臓の負担を軽くします。積極的にとり、腎機能の維持を心がけましょう。

1200〜 1500kcal	1600〜 1800kcal
エネルギー 64kcal	エネルギー 75kcal
塩分 0.6g	塩分 0.6g
たんぱく質 1.9g	たんぱく質 2.2g

じゃがいもと にらの なめたけ和え

材料(2人分)	(1200〜 1500kcal)	(1600〜 1800kcal)
じゃがいも	小1個(120g)	1個(150g)
にら	½束(50g)	½束(50g)
なめたけ (瓶詰め)	大さじ2(30g)	大さじ2(30g)

作り方

1 じゃがいもはせん切りにしてサッと水洗いし、熱湯で2〜3分ほどゆでてざるにあげ、水けをきる。にらもサッとゆでて水けをきり、3〜4cm長さに切ってさらに水けをしぼる。

2 ボウルになめたけと1を入れて和え、器に盛る。

> **ごちそうワザ** この和えものの味つけは、なめたけのみ。なめたけは、アスパラガスやねぎ、豆腐、ゆで野菜などと和えるだけで1品できる使い勝手のいい加工食品です。ただし、15gで塩分が0.6gと高めなので、使いすぎないように注意しましょう。

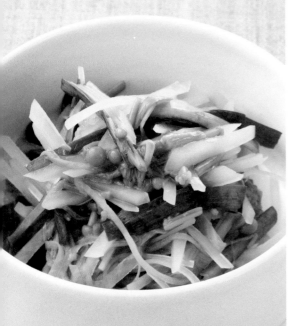

長いもときゅうり、オクラのおかか和え

	1200〜1500kcal	1600〜1800kcal
エネルギー	47kcal	69kcal
塩分	0.4g	0.6g
たんぱく質	2.0g	2.9g

材料(2人分)

	1200〜1500kcal	1600〜1800kcal
長いも	¼本(60g)	⅓本(80g)
きゅうり	小1本(80g)	1本(100g)
オクラ	3本(30g)	4本(40g)
練りわさび	小さじ½	小さじ½
ごま油	小さじ½	小さじ1
ポン酢しょうゆ	小さじ2	大さじ1
かつお節	小¼パック(1g)	小½パック(2g)

作り方

1 長いもときゅうりは1.5cm角に切り、オクラはサッとゆでて小口切りにする。

2 ボウルに練りわさびとごま油をよく混ぜ、ポン酢しょうゆを加えて溶きのばす。1を加えて和え、器に盛り、かつお節をかける。

ごちそうメモ　かつお節は風味がいいため、いろいろな料理に使いたくなりますが、意外にも100g中たんぱく質が77gという高たんぱく食品。多くても1人分1g程度にしておきましょう。

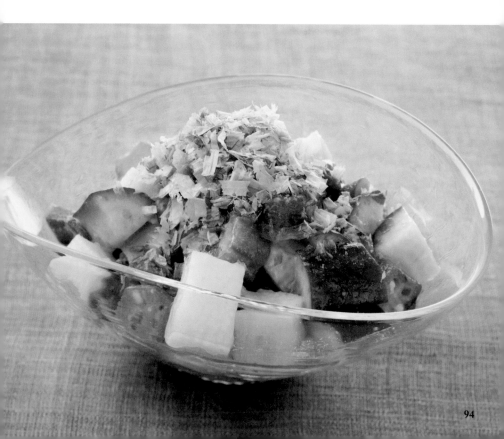

94

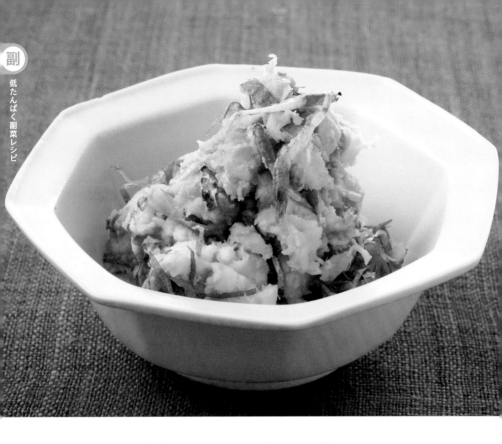

里いもと桜えびの和え物

材料(2人分)	1200〜1500kcal	1600〜1800kcal
里いも	140g(2個)	180g(2〜3個)
しょうゆ・みりん	各小さじ1	各小さじ1
ごま油	小さじ½	小さじ1
しそ	5枚(5g)	5枚(5g)
桜えび	2g	4g

1200〜1500kcal	1600〜1800kcal
エネルギー 63kcal	エネルギー 87kcal
塩分 0.5g	塩分 0.5g
たんぱく質 2.0g	たんぱく質 2.9g

作り方

1 里いもは上下を切り落とし、ラップで包み、電子レンジで6分加熱する。粗熱が取れたら皮をむき、フォークの背で軽くつぶす。

2 ボウルにしょうゆ、みりん、ごま油、細切りにしたしそを入れて混ぜ、1と桜えびを加えて和える。

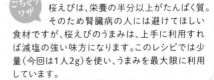

ごちそうワザ　桜えびは、栄養の半分以上がたんぱく質。そのため腎臓病の人には避けてほしい食材ですが、桜えびのうまみは、上手に利用すれば減塩の強い味方になります。このレシピでは少量(今回は1人2g)を使い、うまみを最大限に利用しています。

血清カリウム値が5.5 mEq/ℓ を超えたら カリウム摂取量を制限する

慢性腎臓病が進行したら「高カリウム血症」に注意

慢性腎臓病が進行し、腎臓の機能が低下してくると、カリウムの排出がスムーズにできなくなることがあります。

腎臓の機能が正常なら、食べ物から摂取するカリウムは腸で吸収され、腎臓で調整されて、尿中に排出されますが、腎臓の機能が低下すると排出されず、血液中に余分なカリウムが増えてしまいます。

血液検査を行い、血清カリウム値が5.5 mEq/ℓを超えた場合は、「高カリウム血症」と診断されます。

カリウムは、筋肉細胞に多く含まれており、筋肉の収縮をスムーズにする働きがあります。

そのため、高カリウム血症になると、

手足の筋肉がしびれたり、筋肉がマヒして動けなくなります。さらには心筋の収縮に影響を及ぼして「不整脈」を招く危険性が高まることもあります。

適切なカリウム値を維持することが大切

また、カリウムには、腎臓の働きが正常なときは、ナトリウムの再吸収をおさえ、水分量の調節をする働きがあります。カリウムが体内に増えると、尿中へのナトリウム排泄が増え、血圧を下げるなど、よい作用をもたらします。

そのため、高血圧を合併していることが多い慢性腎臓病では、カリウムを意識してとるようにしている場合があるかもしれません。

しかし、「高カリウム血症」と診断さ

れたり、その危険性が高い場合は、食事でとるカリウムの量を抑えることが大切です。

カリウムは水に溶けやすい性質を持っているので、生野菜なら細かく切って水にひたす、火を通すならゆでこぼすなどして、カリウムの摂取量を抑えます。また、ドライフルーツや野菜ジュース、干しイモなどは食べないようにします。

ただし、カリウムの摂取量を抑えすぎると、「低カリウム血症」になることもあり、腎機能へ影響を及ぼしたり、死亡リスクが高まります。

カリウム摂取量の制限は自己判断で行うのではなく、必ずかかりつけ医と相談しながら行ってください。

血清カリウム値が4.0 mEq/ℓ以上5.5 mEq/ℓ未満を維持するようにします。

高塩分になりがちなスープは、
素材の味を生かして
減塩仕立てに！

低塩分
スープレシピ

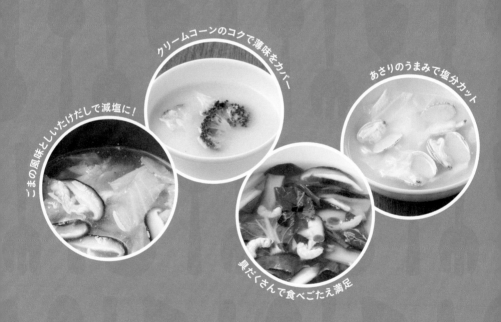

クリームコーンのコクで薄味をカバー

あさりのうまみで塩分カット

ごまの風味としいたけだしで減塩に！

具だくさんで食べごたえ満足

主菜 ＋ 副菜 ＋ **汁物** 〔 ＋ 常備菜 〕

ブロッコリーの
コーンクリームスープ

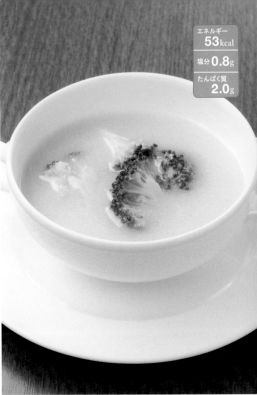

エネルギー **53**kcal

塩分 **0.8**g

たんぱく質 **2.0**g

材料（2人分）

ブロッコリー	50g（¼個）
水	1カップ
クリームコーン缶	100g
コンソメスープの素	小さじ½
こしょう	少々

作り方

1 ブロッコリーは小さめの小房に分ける。

2 鍋に水とクリームコーン、コンソメスープの素を入れて中火で煮立て、**1**を加えてときどき混ぜながら1〜2分煮る。こしょうを加えて味をととのえ、火を止めて器に盛る。

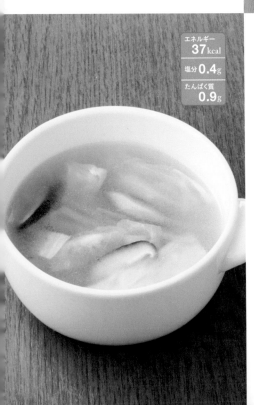

エネルギー **37**kcal

塩分 **0.4**g

たんぱく質 **0.9**g

炒め野菜のスープ

材料（2人分）

キャベツ	1枚（60g）
にんじん	⅙本（30g）
しいたけ	1枚（10g）
オリーブ油	小さじ1
にんにく（みじん切り）	⅓かけ（5g）
水	1½カップ
コンソメスープの素	小さじ½
こしょう	少々

作り方

1 キャベツはひと口大のざく切り、にんじんは細切りに、しいたけは薄切りにする。

2 鍋にオリーブ油とにんにくを入れて中火にかけ、にんじんを加えて炒める。ツヤが出たら、キャベツとしいたけを加えてサッと混ぜ、水とコンソメスープの素を入れて野菜に火が通るまで煮て、こしょうをふる。

黄パプリカとキャベツ、ベーコンのスープ

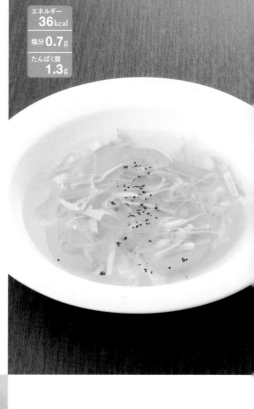

| エネルギー 36kcal |
| 塩分 0.7g |
| たんぱく質 1.3g |

材料(2人分)

黄パプリカ	⅓個(60g)
キャベツ	1枚(50g)
ベーコン	½枚(10g)
水	1½カップ
コンソメスープの素	小さじ⅓
塩・こしょう	各少々
粗びき黒こしょう	少々

作り方

1 パプリカは縦細切りに、キャベツはせん切りにする。ベーコンは細切りにする。

2 鍋に水とコンソメスープの素、ベーコンを入れて中火にかけ、煮立ったらパプリカとキャベツを加えて塩、こしょうで味をととのえる。

3 器に盛り、黒こしょうをふる。

| エネルギー 33kcal |
| 塩分 0.4g |
| たんぱく質 1.7g |

あさりとキャベツのガーリックスープ

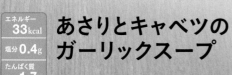

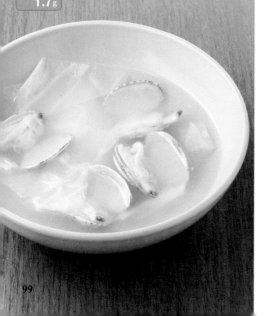

材料(2人分)

あさり(殻つき)	80g
キャベツ	1枚(50g)
オリーブ油	小さじ½
にんにく(みじん切り)	½片(5g)
酒	大さじ1
水	1½カップ
こしょう	少々

作り方

1 あさりは3%の塩水につけて砂出しし、殻をこすり合わせてよく洗う。キャベツはひと口大に切る。

2 鍋にオリーブ油とにんにくを入れて中火にかけ、香りがたったらあさりを加えてサッと炒める。酒をふり入れアルコールを飛ばしたら、水とキャベツを入れてあさりの口が開くまで煮る。

3 こしょうをふり、味をととのえて火を止める。

野菜たっぷりスープ

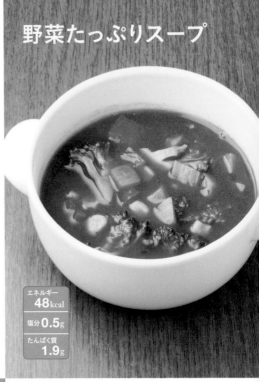

材料(2人分)

たまねぎ	1/6個(30g)
にんじん	20g
ブロッコリー	40g
オリーブ油	小さじ1/2
水	1/2カップ
コンソメスープの素	小さじ1/2
野菜ジュース(野菜100%無塩・無糖)	1カップ
ホールコーン	10g

作り方

1 たまねぎとにんじんは1cm角に切り、ブロッコリーは小房に分ける。

2 鍋にオリーブ油とたまねぎ、にんじんを入れて中火で炒め、水とコンソメスープの素を加えて1〜2分煮る。

3 野菜ジュースを加えて煮立ったら、ブロッコリーとホールコーンを加えてひと煮し、火を止める。

エネルギー	48kcal
塩分	0.5g
たんぱく質	1.9g

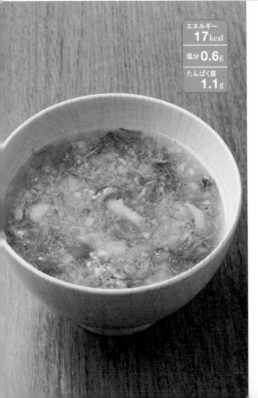

エネルギー	17kcal
塩分	0.6g
たんぱく質	1.1g

なめことしその みぞれ汁

材料(2人分)

なめこ	1/2袋(40g)
大根	80g
しそ	1/4枚(0.25g)
だし汁	1 1/2カップ
しょうゆ	小さじ1
かたくり粉	小さじ1/2

作り方

1 なめこはざるに入れてサッと洗い、大根はおろして軽く汁けをきる。しそはせん切りにする。

2 鍋にだし汁、しょうゆを入れて中火で煮立て、倍量の水(分量外)で溶いたかたくり粉でとろみをつける。1を加えて温めたら火を止める。

トマトのポタージュ

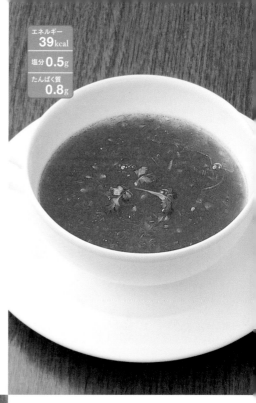

エネルギー
39kcal

塩分**0.5**g

たんぱく質
0.8g

材料(2人分)

たまねぎ	⅒個(20g)
バター	5g
水	½カップ
鶏がらスープの素	小さじ½
トマト	1個(150g)
セルフィーユ	適宜

作り方

1 たまねぎはみじん切りにする。

2 鍋にバターとたまねぎを入れて弱めの中火で炒め、透き通ってきたら水と鶏がらスープの素を入れて煮立てる。

3 トマトをすりおろして2に加え、かき混ぜながら温め、火を止める。器に盛り、セルフィーユをのせる。

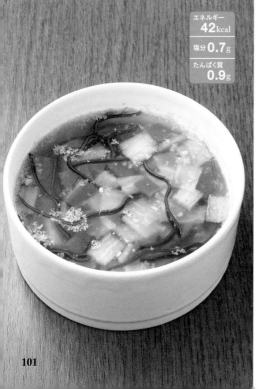

エネルギー
42kcal

塩分**0.7**g

たんぱく質
0.9g

刻み根菜と昆布のしょうがスープ

材料(2人分)

にんじん	⅕本(30g)
ごぼう	⅕本(40g)
大根	5mm(40g)
昆布	2g
水	1½カップ
しょうが(粗みじん切り)	1片(10g)
みりん	小さじ½
塩こうじ	大さじ1

作り方

1 にんじん、ごぼう、大根はそれぞれ7～8mm角に切る。昆布はキッチンバサミで細切りにする。

2 鍋に1と水を入れて中火にかける。煮立ったら、しょうが、みりん、塩こうじを入れてふたをし、野菜に火が通るまで約5分煮る。

小松菜と干しえびの
中国風スープ

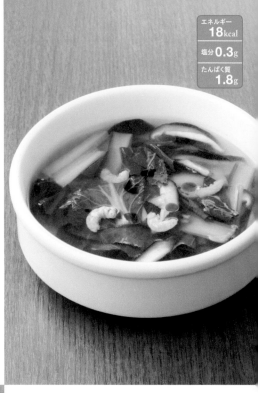

材料(2人分)

干しえび	5g
水	1½カップ
小松菜	2株(60g)
しいたけ	1枚(10g)
酒	小さじ1
塩	少々
ラー油	小さじ¼

作り方

1 干しえびは1時間以上水につけてもどす。もどし汁は取っておく。

2 小松菜は3〜4cm長さに切り、しいたけは薄切りにする。

3 鍋に**1**と酒を入れて火にかけ、煮立ったら小松菜、しいたけ、塩を加えて野菜に火が通るまで煮る。器に盛り、ラー油をたらす。

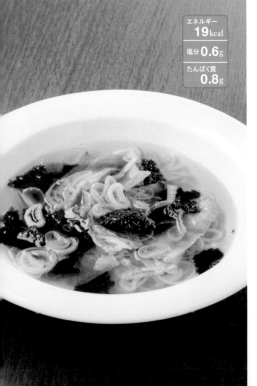

レタスとねぎの
のりスープ

材料(2人分)

レタス	2〜3枚(40g)
ねぎ	⅓本(20g)
水	1½カップ
酒	小さじ1
鶏がらスープの素	小さじ½
しょうゆ	小さじ⅓
焼きのり	全型½枚(1.5g)
ごま油	小さじ⅓

作り方

1 レタスはひと口大にちぎり、ねぎは小口切りにする。

2 鍋に水、酒、鶏がらスープの素を入れて中火で煮立てる。しょうゆ、レタス、ねぎを加えてひと煮し、ちぎったのりを加え火を止める。器に盛り、ごま油をたらす。

白菜としいたけの
ごまみそ汁

材料(2人分)

白菜	1枚(100g)
しいたけ	大1枚(15g)
だし汁	1½カップ
みそ	大さじ½
すり白ごま	大さじ½

作り方

1 白菜は縦半分に切ってから1cm幅に切る。しいたけは薄切りにする。

2 鍋にだし汁と**1**を入れて強火にかけ、煮立ったら弱火にして1〜2分ほど煮る。みそを溶き入れ、すりごまを加えて温め、火を止める。

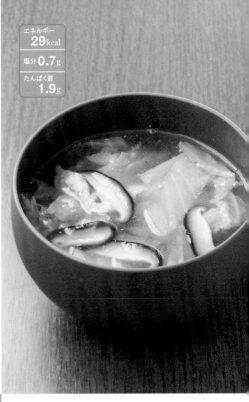

エネルギー 29kcal
塩分 0.7g
たんぱく質 1.9g

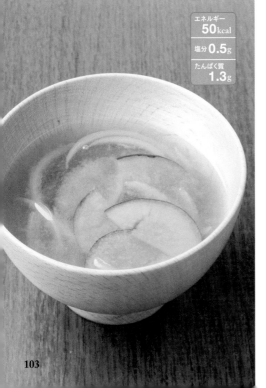

エネルギー 50kcal
塩分 0.5g
たんぱく質 1.3g

さつまいもと
たまねぎのみそ汁

材料(2人分)

さつまいも	¼本(50g)
たまねぎ	¼個(40g)
だし汁	1½カップ
みそ	大さじ½

作り方

1 さつまいもは皮ごと5mm厚さの半月切りにし、たまねぎは繊維を断ち切るようにして薄切りにする。

2 鍋にだし汁を入れて煮立て、さつまいも、たまねぎを入れて、ふたをする。さつまいもに火が通るまで、弱めの中火で約5分煮る。みそを溶き入れ、温まったら火を止める。

覚えて おきたい! 1食分の主食の目安量

1食分の適正エネルギーには、ご飯やパンなどの主食分も含まれています。ご飯に含まれるたんぱく質を基準として、ほかの主食だとどのくらい食べられるのかを下図に示しました。なお、ご飯やゆでそばは塩分ゼロですが、食パンだと8枚切り1枚でも0.6g程度、ゆでうどんや中華麺でも、同じくらいの塩分を含みます。これらを食べるときは、1食の塩分の合計が2gを超えないよう注意が必要です。

※適正エネルギーが1601〜1699kcalの場合は〜1600kcalをご覧ください。

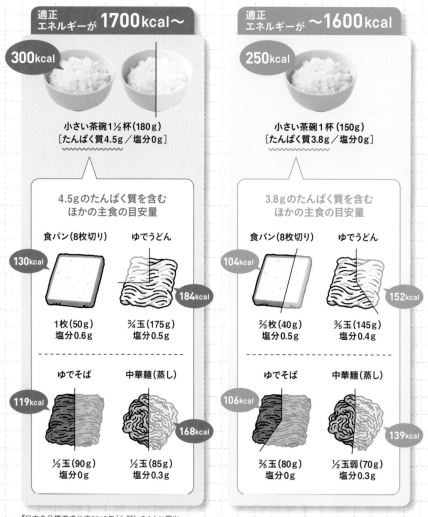

適正エネルギーが 1700kcal〜

300kcal

小さい茶碗1½杯(180g)
[たんぱく質4.5g／塩分0g]

4.5gのたんぱく質を含む
ほかの主食の目安量

食パン(8枚切り)　**130kcal**
1枚(50g)
塩分0.6g

ゆでうどん　**184kcal**
¾玉(175g)
塩分0.5g

ゆでそば　**119kcal**
½玉(90g)
塩分0g

中華麺(蒸し)　**168kcal**
½玉(85g)
塩分0.3g

適正エネルギーが 〜1600kcal

250kcal

小さい茶碗1杯(150g)
[たんぱく質3.8g／塩分0g]

3.8gのたんぱく質を含む
ほかの主食の目安量

食パン(8枚切り)　**104kcal**
⅘枚(40g)
塩分0.5g

ゆでうどん　**152kcal**
⅝玉(145g)
塩分0.4g

ゆでそば　**106kcal**
⅝玉(80g)
塩分0g

中華麺(蒸し)　**139kcal**
½玉弱(70g)
塩分0.3g

『日本食品標準成分表2015年(七訂)』をもとに算出

ボリューム感たっぷりの
ワンプレート。
時間がないときもサッと作れる

がっつり食べたい
麺・丼レシピ

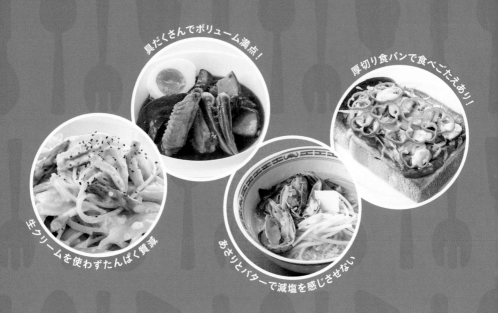

具だくさんでボリューム満点！

厚切り食パンで食べごたえあり！

生クリームを使わずたんぱく質減

あさりとバターで減塩を感じさせない

麺・丼 ＋ 汁物 〔 ＋ 常備菜 〕

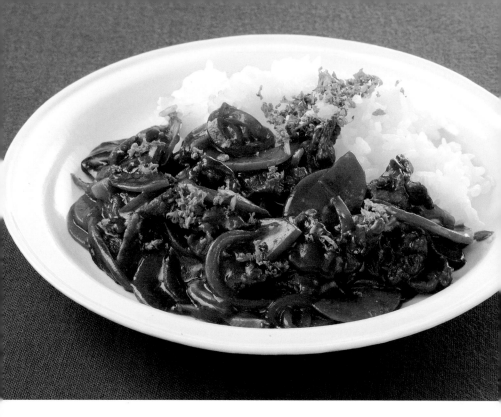

ハヤシライス

材料（2人分）	1200～1500kcal	1600～1800kcal
牛肩切り落とし肉	60g	70g
小麦粉	大さじ½	大さじ1
たまねぎ	⅓個(60g)	½個(90g)
しいたけ	2枚(30g)	2枚(30g)
にんじん	¼本(50g)	⅓本(60g)
オリーブ油	小さじ1	大さじ½
砂糖	小さじ1	小さじ1
赤ワイン	小さじ1	大さじ1
水	⅔カップ	¾カップ
デミグラスソース（缶）	80g	100g
トマトケチャップ	小さじ2	大さじ1
塩	小さじ¼	小さじ¼
こしょう	少々	少々
ご飯	260g	300g
パセリ（みじん切り）	適量	適量

1200～1500kcal	1600～1800kcal
エネルギー **392**kcal	エネルギー **478**kcal
塩分 **1.5**g	塩分 **1.7**g
たんぱく質 **10.7**g	たんぱく質 **12.7**g

作り方

1 牛肉はひと口大に切り、小麦粉を薄くまぶす。たまねぎとしいたけは薄切りに、にんじんは薄い半月切りにする。

2 フライパンにオリーブ油を中火で熱し、1の牛肉を炒め、続いてたまねぎ、にんじん、しいたけの順に炒める。

3 砂糖と赤ワインをふり入れて強火で煮つめ、水、デミグラスソース、トマトケチャップを加えて弱火で約15分煮て、塩、こしょうで味をととのえる。ご飯を器に盛り、ソースをかけ、パセリを散らす。

鶏手羽のスープカレー

材料（2人分）	1200〜1500kcal	1600〜1800kcal
鶏手羽中	小4本（可食40g）	小4本（可食40g）
なす	1本(60g)	1本(60g)
オクラ	4本(40g)	4本(40g)
かぼちゃ	60g	60g
サラダ油	小さじ1	大さじ½
にんにく（みじん切り）	½片(5g)	½片(5g)
しょうが（みじん切り）	½かけ(5g)	½かけ(5g)
水	1¾カップ	2カップ
カレールー	15g	20g
ウスターソース	小さじ1	小さじ1
はちみつ	小さじ1	大さじ½
牛乳	大さじ1	大さじ2
塩・こしょう	各少々	各少々
ゆで卵	½個(25g)	1個(50g)
ご飯	260g	300g

	1200〜1500kcal	1600〜1800kcal
エネルギー	397kcal	481kcal
塩分	1.4g	1.7g
たんぱく質	10.5g	13.0g

作り方

1 鶏手羽中は骨にそって切り込みを入れる。なすは縦6等分に切り、オクラはピーラーでヘタの周りのガクをむく。かぼちゃは薄いくし形に切る。

2 鍋にサラダ油、にんにく、しょうがを入れ、弱火で炒めて香りがたったら、鶏手羽も入れて焼き目をつける。

3 2に水を加え、弱めの中火で煮立て、ふたをして弱火で約10分煮込む。なすとかぼちゃを加えてさらに5分煮込む。一度火を止めてルーを加えて溶かし混ぜる。

4 再び中火にかけ、ウスターソース、はちみつ、牛乳、オクラを加えて2分ほど煮て火を止め、塩、こしょうで味をととのえる。器に盛り、ゆで卵を半分に切ってのせる。ご飯を添える。

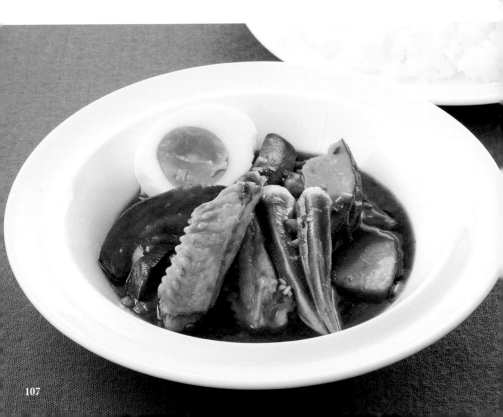

シンガポール風チキンライス

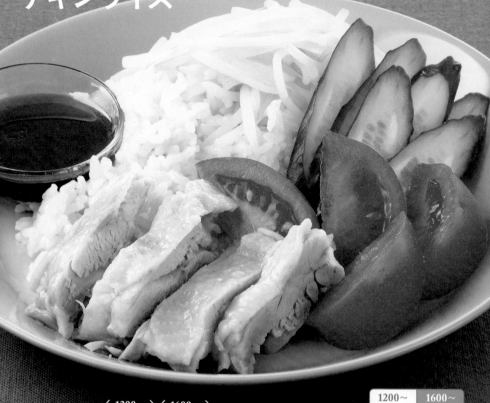

材料(2人分)	1200〜1500 kcal	1600〜1800 kcal
鶏もも肉	小½枚(70g)	小½枚(75g)
酒	小さじ1	大さじ1
塩	少々	少々
はちみつ	小さじ½	小さじ1
精白米	1合	1合
酒	小さじ1	大さじ1
しょうゆ	小さじ½	小さじ1
塩	小さじ¼	小さじ¼
トマト	小½個(60g)	小1個(120g)
きゅうり	½本(50g)	½本(50g)
もやし	½袋(100g)	½袋(100g)
タレ		
しょうゆ	大さじ⅓	小さじ2
ラー油	小さじ1	小さじ1
砂糖・酢・ごま油	各小さじ⅔	各小さじ1

1200〜1500 kcal	1600〜1800 kcal
エネルギー **393** kcal	エネルギー **430** kcal
塩分 **1.8** g	塩分 **2.3** g
たんぱく質 **12.2** g	たんぱく質 **13.1** g

作り方

1 鶏肉は酒、塩、はちみつをもみ込む。米はといでざるにあげておく。

2 炊飯器に米、酒、しょうゆ、塩を入れて目盛りまで水(分量外)を入れ、1の鶏肉を上にのせて通常どおりに炊く。

3 炊き上がったら鶏肉を取り出し、薄いそぎ切りにする。トマトはくし形に切り、きゅうりは斜め薄切りに。もやしはサッとゆでて水りをきっておく。

4 器にご飯を盛り、鶏肉、トマト、きゅうり、もやしを盛り合わせて、タレを混ぜてかけながら食べる。

牛丼

材料(2人分)

	（1200〜1500kcal）	（1600〜1800kcal）
牛肩切り落とし肉	55g	60g
ねぎ	1本(60g)	1本(60g)
しいたけ	3枚(30g)	3枚(30g)
糸こんにゃく	100g	100g
春菊	½束(100g)	½束(100g)
ごま油	大さじ½	大さじ½
砂糖	大さじ2	大さじ2
だし汁	½カップ	½カップ
酒・しょうゆ	各大さじ1	各大さじ1
ご飯	260g	300g
紅しょうが	10g	10g

作り方

1 牛肉は大きければ半分に切り、ねぎは斜め薄切りに、しいたけは3等分のそぎ切りにする。糸こんにゃくはゆでこぼして、食べやすい長さに切り、水けをきる。春菊はサッとゆでて、食べやすい長さに切って水けを絞る。

2 フライパンにごま油を熱し、中火で牛肉を炒める。肉の色が変わってきたら、砂糖をまぶして炒める。ねぎ、しいたけを加えて炒めたら、だし汁、酒、しょうゆを加えて中火で煮立てる。糸こんにゃくを加えて、汁けがなくなるまで煮つめる。

3 器にご飯を盛り、**1**の春菊と、汁ごと**2**をのせ、紅しょうがを添える。

1200〜1500kcal	1600〜1800kcal
エネルギー **387**kcal	エネルギー **427**kcal
塩分 **1.6**g	塩分 **1.6**g
たんぱく質 **12.1**g	たんぱく質 **13.2**g

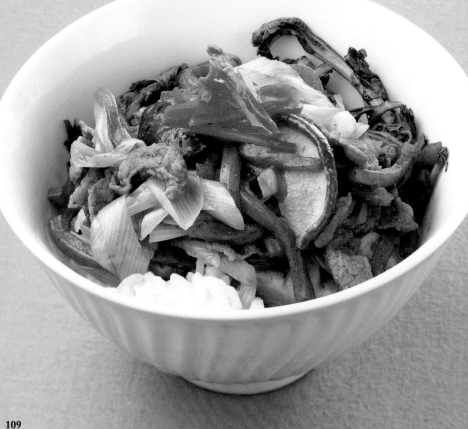

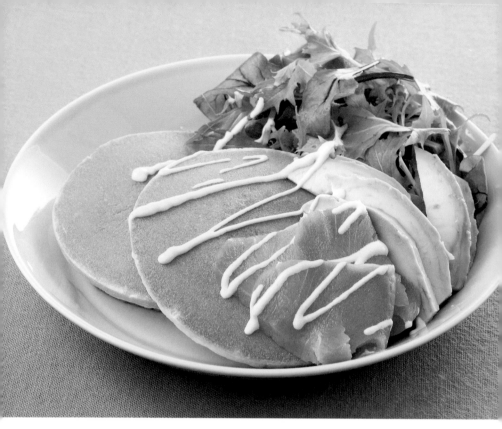

サーモンとアボカドの
お食事パンケーキ

	1200〜1500kcal	1600〜1800kcal
エネルギー	**391**kcal	エネルギー **445**kcal
塩分	**1.6**g	塩分 **1.7**g
たんぱく質	**11.6**g	たんぱく質 **12.8**g

材料(2人分)

	1200〜1500kcal	1600〜1800kcal
ホットケーキミックス	120g	150g
水	½カップ	¾カップ
牛乳	大さじ2	大さじ2
オリーブ油	小さじ1	小さじ1
アボカド	½個(70g)	½個(70g)
スモークサーモン	40g	40g
ベビーリーフ	小1パック(20g)	小1パック(20g)
ソース		
マヨネーズ	大さじ1	大さじ1
レモン汁	小さじ1	小さじ1
マスタード	小さじ½	小さじ½

作り方

1 ボウルにホットケーキミックス、水、牛乳を入れてよく混ぜる。

2 フライパンを中火で熱し、薄くオリーブ油を塗り広げ、少し高めの位置から**1**を流し、弱火で2分、裏に返して約1分30秒焼く。

3 アボカドは食べやすい大きさにスライスし、スモークサーモンは半分に切る。

4 器に**2**のパンケーキをのせ、**3**とベビーリーフをのせ、混ぜ合わせたソースをかける。

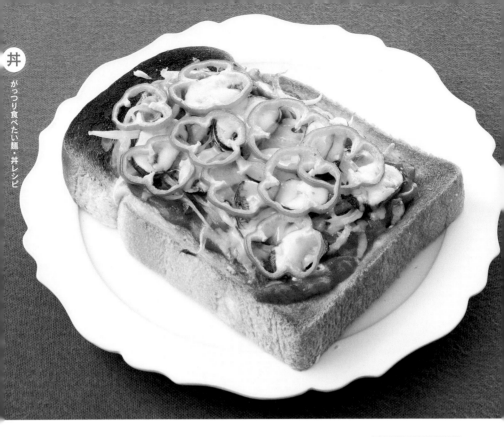

ピザトースト

1200〜 1500 kcal	1600〜 1800 kcal
エネルギー **355**kcal	エネルギー **402**kcal
塩分 **1.7**g	塩分 **1.9**g
たんぱく質 **12.0**g	たんぱく質 **13.0**g

材料(2人分)

	1200〜 1500 kcal	1600〜 1800 kcal
たまねぎ	¼個(50g)	⅓個(60g)
ベーコン	大1枚(25g)	大1枚(25g)
食パン	6枚切り 2枚(120g)	5枚切り 2枚(140g)
バター	10g	15g
マッシュルーム	1個(10g)	1個(10g)
ピザ用チーズ	30g	30g
ピーマン	1個(40g)	1個(40g)
トマトソース		
トマト水煮缶	50g	50g
A たまねぎ(みじん切り)	20g	20g
オリーブ油	小さじ1	小さじ1
はちみつ	小さじ1	小さじ1
塩・こしょう	各少々	各少々
オレガノ(ドライ)	小さじ½	小さじ½

作り方

1　耐熱ボウルにトマトソースのトマト水煮をつぶし入れ、Aを入れてよく混ぜ、ラップをかけてレンジで2分加熱する。一度取り出し、よく混ぜてラップを取り、さらに2分加熱して混ぜ、オレガノを加えてソースを作る。

2　たまねぎは薄切りに、ベーコンは細切りにしてフライパンに一緒に入れ、たまねぎがしんなりするまで炒める。

3　パンにバターを塗り広げ、**1**のソースを塗る。薄切りにしたマッシュルームと**2**をのせ、チーズを広げのせて、輪切りにしたピーマンをのせる。オーブントースターでチーズが溶けるまで焼く。

卵ときゅうりのトーストサンド

材料(2人分)	1200〜1500kcal	1600〜1800kcal
ゆで卵	大1個(60g)	大1個(60g)
マヨネーズ	15g	20g
こしょう	少々	少々
きゅうり	1本(100g)	1本(100g)
塩	少々	少々
食パン	10枚切り4枚(160g)	8枚切り4枚(180g)
A バター	10g	10g
A はちみつ	小さじ1	小さじ1
A マスタード	小さじ½	小さじ½

ごちそうワザ パンに塗るのは、バターにはちみつとマスタードを混ぜた特製のもの。はちみつを入れることで、エネルギーアップにつながります。はちみつは1人分小さじ½しか使わないので、甘さは気になりません。

作り方

1 ゆで卵を7mm角に切ってボウルに入れ、マヨネーズ、こしょうを混ぜる。

2 Aのバターは室温に戻して柔らかくし、残りのAの材料を加えてなめらかになるように混ぜておく。

3 きゅうりは長さを半分に切り、縦薄切りにして塩をふって5分ほどおいて、水けをふき取る。

4 食パンを焼いてこんがりと焼き目をつけ、片面にAを塗る。3のきゅうりを並べて1を塗り広げ、もう1枚のパンをのせて軽く押さえて半分に切る。

1200〜1500kcal	1600〜1800kcal
エネルギー **364**kcal	エネルギー **407**kcal
塩分 **1.7**g	塩分 **1.9**g
たんぱく質 **11.9**g	たんぱく質 **12.9**g

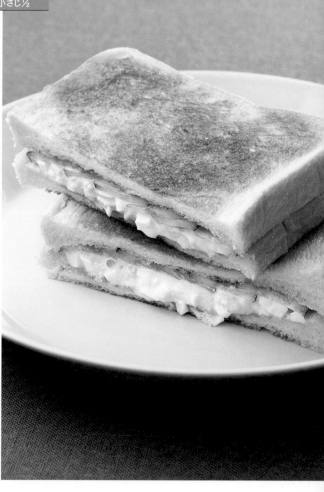

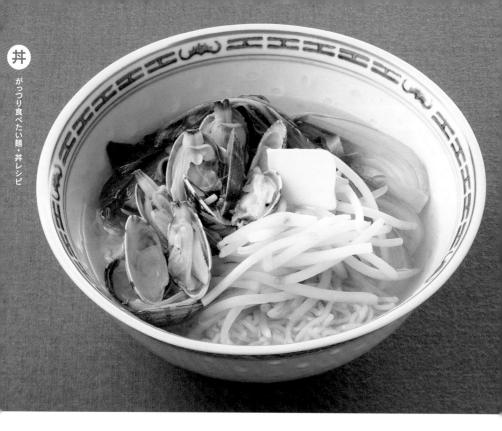

あさりラーメン

材料(2人分)	1200～1500kcal	1600～1800kcal
あさり(殻つき)	120g	120g
チンゲンサイ	1株(100g)	1株(100g)
昆布	5cm角1枚	5cm角1枚
水	2カップ	2カップ
酒	大さじ1	大さじ1
もやし	⅓袋(70g)	⅓袋(70g)
みりん	小さじ½	小さじ½
塩	小さじ⅙	小さじ⅙
中華生麺	小2玉(200g)	2玉(240g)
バター	10g	15g

1200～1500kcal	1600～1800kcal
エネルギー 377kcal	エネルギー 452kcal
塩分 2.0g	塩分 2.1g
たんぱく質 11.4g	たんぱく質 13.1g

ごちそうワザ 塩味のラーメンは意外にエネルギーが低いので、エネルギーをアップさせるために、バターをのせます。風味が豊かになって、またコクもアップします。

作り方

1 あさりは砂抜きし、殻をこすり合わせて洗う。

2 チンゲンサイは縦6等分に切り、サッとゆでて水けをしぼる。

3 昆布と水を鍋に入れて弱火にかけ、温まってきたら酒も加える。沸騰したら昆布を取り出し、1のあさりを加えてアクを取る。もやしも加えてひと煮し、みりん、塩を加えて味をととのえる。

4 別の鍋にたっぷりの湯(分量外)を沸かして、中華麺をほぐしながら入れ、袋の表示どおりにゆでる。湯きりして器に入れ、2をのせる。3を注ぎ入れて、バターをのせる。

アスパラとベーコンの クリームスパゲッティ

	1200～1500kcal	1600～1800kcal
エネルギー	349kcal	427kcal
塩分	1.9g	2.1g
たんぱく質	10.6g	12.6g

材料(2人分)

	1200～1500kcal	1600～1800kcal
グリーンアスパラガス	4本(60g)	4本(60g)
キャベツ	2枚(80g)	2枚(80g)
ベーコン	2枚(15g)	大2枚(25g)
オリーブ油	大さじ1	小さじ4
たまねぎ(みじん切り)	⅛個(20g)	⅙個(30g)
小麦粉	大さじ1	大さじ1
牛乳	½カップ	½カップ
コンソメスープの素	小さじ½	小さじ½
塩	小さじ¼	小さじ¼
こしょう	少々	少々
スパゲッティ(乾燥)	100g	120g
黒こしょう	少々	少々

作り方

1 アスパラガスは下半分をピーラーでむき、3～4cmの斜め切りにする。キャベツは一口大のざく切りにする。ベーコンは5mm幅に切る。

2 フライパンにオリーブ油とたまねぎ、ベーコンを入れて中火で炒め、しんなりしたら小麦粉を加えて焦がさないように炒める。粉がなじんだら牛乳とコンソメスープの素を加えて塩、こしょうをふり、とろみがつくまで混ぜながら煮る。

3 たっぷりの湯(分量外)に1.5%の塩(分量外)を入れ、スパゲッティを袋の表示どおりにゆでる。ゆであがり1分前にアスパラとキャベツを加え、一緒にゆでてざるにあげる。軽く水けをきって2に加え、温めながら混ぜ、器に盛り、黒こしょうをふる。

ごちそうワザ 普通のクリームスパゲッティは、生クリームやハムなどを使うため、たんぱく質の量が多くなりがち。このレシピでは、ハムをベーコンに、生クリームを小麦粉と牛乳に代えることで、たんぱく質量を減らしました。

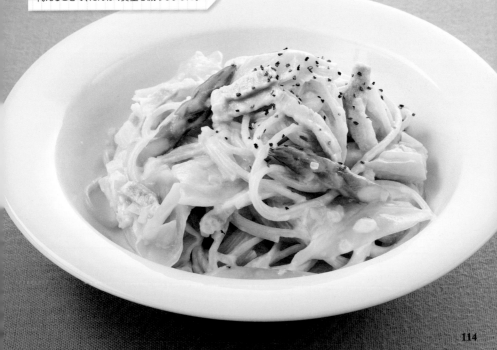

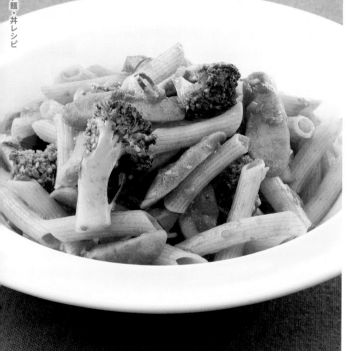

ソーセージとブロッコリーの アラビアータペンネ

作り方

1 ブロッコリーは小房に分け、たまねぎとにんにくは粗みじん切りにする。ソーセージは斜め薄切りにする。

2 フライパンにオリーブ油、にんにく、たまねぎ、赤とうがらしを入れて弱火で炒める。香りがたったらソーセージを加えてサッと炒め、トマト水煮とコンソメ、はちみつを加えてときどき混ぜながら約2～3分煮る。

3 たっぷりの湯（分量外）に1.5%の塩（分量外）を入れて、パスタを袋の表示どおりにゆで、1分前にブロッコリーを加えて一緒にゆでる。ざるにあげて水けをしっかりときり、**2**に加えて強火で炒め混ぜ、塩、こしょうで味をととのえる。

材料(2人分)	(1200～ 1500kcal)	(1600～ 1800kcal)
ブロッコリー	¼個(60g)	⅓個(70g)
たまねぎ	⅙個弱(30g)	⅙個(40g)
にんにく	½片(5g)	½片(5g)
ソーセージ	2本(30g)	3本(45g)
オリーブ油	大さじ1	大さじ1½
赤とうがらし(輪切り)	1本分(3g)	1本分(3g)
トマト水煮缶	100g	100g
コンソメスープの素	小さじ½	小さじ½
はちみつ	小さじ1	小さじ1
パスタ(ペンネ)	110g	120g
塩	小さじ⅙	小さじ¼
こしょう	少々	少々

1200～ 1500kcal	1600～ 1800kcal
エネルギー **353**kcal	エネルギー **427**kcal
塩分 **1.8**g	塩分 **2.2**g
たんぱく質 **10.8**g	たんぱく質 **12.7**g

ごちそうワザ 今回はペンネを使っていますが、スパゲッティもマカロニもたんぱく質の量は同じなので、それらに代えてもおいしくいただけます。

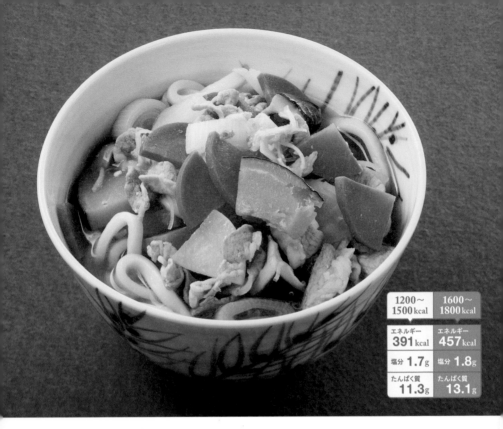

	1200〜1500kcal	1600〜1800kcal
エネルギー	**391**kcal	**457**kcal
塩分	**1.7**g	**1.8**g
たんぱく質	**11.3**g	**13.1**g

ほうとう風煮込みうどん

作り方

1. かぼちゃは5mm幅の薄切りに、にんじんと大根は5mm幅のいちょう切りに、しいたけは6等分に、ねぎは小口切りにする。豚肉は大きければ小さめに切る。

2. 鍋にごま油としょうがを入れて弱火にかけ、豚肉を入れて炒め、色が変わったら、大根、にんじん、かぼちゃ、しいたけを加えて炒める。

3. だし汁、酒、みりんを入れて煮立ったら、弱めの中火で約10分煮込む。みそ、しょうゆを加え、ねぎ、うどんも加えてさらに約5分煮込む。

材料(2人分)	(1200〜1500kcal)	(1600〜1800kcal)
かぼちゃ	50g	50g
にんじん	¼本(40g)	¼本(40g)
大根	2cm(40g)	2cm(40g)
しいたけ	小2枚(20g)	小2枚(20g)
ねぎ	⅔本(40g)	⅔本(40g)
豚ばらこま切れ肉	60g	70g
ごま油	小さじ1	小さじ1
しょうが(せん切り)	1かけ(10g)	1かけ(10g)
だし汁	2カップ	2カップ
酒・みりん	各大さじ1	各大さじ1
みそ	大さじ½	小さじ2
しょうゆ	小さじ1	小さじ1
うどん	1½玉(320g)	2玉(400g)

ごちそうワザ ラーメン、うどん、そばなどのスープを全部飲み干してしまうのは、塩分をとりすぎる原因のひとつ。かみごたえのある野菜などをトッピングし、よくかんで食べれば素材の味を十分に楽しめ、スープを飲み干さなくても満足感が得られます。

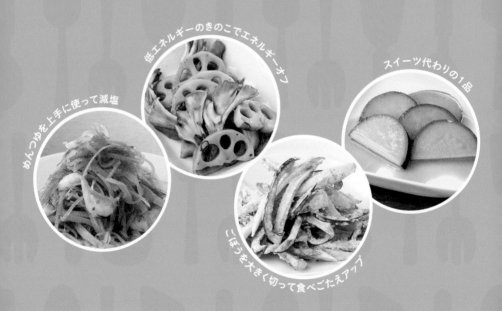

もう1品プラスしたいときに！
作りおき可能な
お助けおかず16品

便利な

常備菜レシピ

低エネルギーのきのこでエネルギーオフ

めんつゆを上手に使って減塩

スイーツ代わりの1品

ごぼうを大きく切って食べごたえアップ

主菜 ＋ 副菜 ＋ 汁物 〔 ＋ 常備菜 〕

※常備菜の保存期間の目安は、冷蔵庫で3〜4日です。

さつまいもの
オレンジ煮

材料(2人分)

さつまいも	½本(100g)
砂糖	大さじ1
オレンジジュース(果汁100%)	½カップ

作り方

1 さつまいもは皮つきのままよく洗い、7〜8
mm厚さの半月切りにする。

2 鍋に**1**と砂糖、オレンジジュースを入れて、
さつまいもがひたひたになる程度まで水(分
量外)を加え、落としぶたをして汁けがほとん
どなくなるまで中火で煮る。

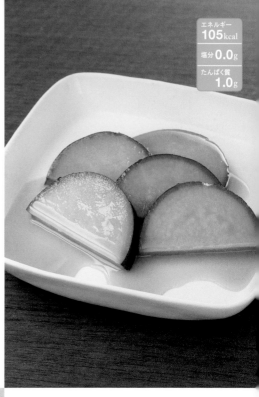

エネルギー
105kcal

塩分**0.0**g

たんぱく質
1.0g

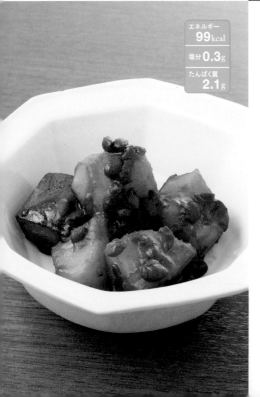

エネルギー
99kcal

塩分**0.3**g

たんぱく質
2.1g

かぼちゃと小豆の
いとこ煮

材料(2人分)

かぼちゃ	120g
水	⅓〜½カップ
ゆで小豆	40g
しょうゆ	小さじ½

作り方

1 かぼちゃは3cm角に切り、耐熱皿にのせてラ
ップをふんわりとかけ、電子レンジで1分加
熱する。

2 鍋にかぼちゃをできるだけ重ならないように
並べ入れ、水とゆで小豆を加えて落としぶた
をして、中火にかける。5分ほど煮たら、落と
しぶたを取ってしょうゆを加え、汁けがほと
んどなくなり、かぼちゃに火が通るまで煮る。

材料(2人分)

ごぼう	⅓本(60g)
にんじん	⅓本(80g)
水菜	1株(30g)
ごま油	小さじ½
酒	小さじ1

合わせ調味料

練り白ごま	小さじ2
しょうゆ	小さじ2
いり白ごま	小さじ1
みりん・酢	各小さじ1

作り方

1 ごぼうとにんじんは4cm長さの細切りにする。水菜も4～5cm長さに切る。

2 フライパンにごま油を中火で熱し、1のごぼうとにんじんを炒め、酒をふってふたをし、1～2分蒸らして火を通す。ふたを取って水菜を加えてサッと炒め、火を止める。

3 合わせ調味料の材料をボウルに入れてなめらかになるように混ぜ、2を加えて和える。

ごぼうとにんじんの
クリーミーごま和え

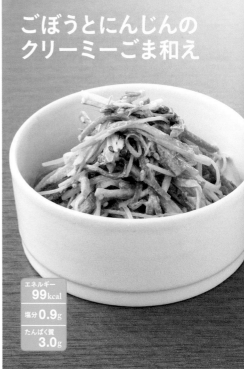

エネルギー **99**kcal

塩分 **0.9**g

たんぱく質 **3.0**g

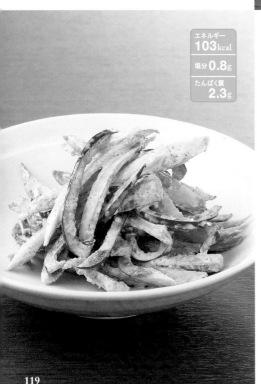

エネルギー **103**kcal

塩分 **0.8**g

たんぱく質 **2.3**g

ごぼうのサラダ

材料(2人分)

ごぼう	⅝本(100g)
赤パプリカ	¼個(40g)
A マヨネーズ	大さじ1
すり白ごま	大さじ1
しょうゆ	大さじ½
おろしにんにく	小さじ½
マスタード	小さじ½

作り方

1 ごぼうは4～5cm長さの細切りにし、サッとゆでて水けをきる。パプリカも細切りにする。

2 ボウルにAの材料を入れてよく混ぜ、1を加えて和える。

にんじんとあんずの
グラッセ

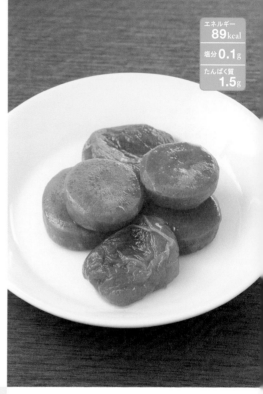

エネルギー	89kcal
塩分	0.1g
たんぱく質	1.5g

材料（2人分）

にんじん	½本（100g）
あんず（乾燥）	4個（24g）
砂糖	大さじ1
バター	5g

作り方

1 にんじんは1cm幅の輪切りにする（あれば型で抜く）。あんずはサッと湯を回しかける。

2 鍋ににんじんとあんずを入れて、ひたひた程度になるように水（分量外）を入れ、砂糖とバターも加えて中火にかける。

3 煮立ったら弱火にし、落としぶたをして汁けがなくなるまで煮る。

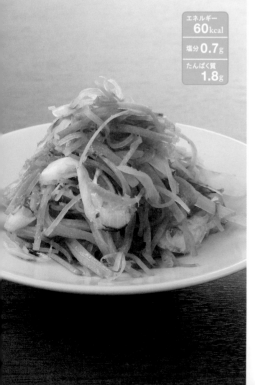

エネルギー	60kcal
塩分	0.7g
たんぱく質	1.8g

にんじんとねぎの
シリシリ

材料（2人分）

にんじん	小1本（150g）
ねぎ	½本（30g）
ごま油	小さじ1
めんつゆ（3倍希釈）	小さじ2
かつお節	小½パック（2g）

作り方

1 にんじんはせん切りにし、ねぎは斜め薄切りにする。

2 フライパンにごま油を熱し、にんじんとねぎを入れてツヤが出て、しんなりするまで中火で3〜4分炒める。

3 めんつゆを回し入れ、なじませるように炒めたら、かつお節を加えてひと混ぜし火を止める。

キャベツとにんじんの
ハニーレモンマリネ

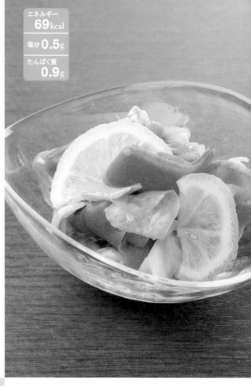

エネルギー	69kcal
塩分	0.5g
たんぱく質	0.9g

材料(2人分)

キャベツ	2枚(120g)
にんじん	1/10本(30g)
塩	小さじ1/4
A レモン汁	大さじ1
はちみつ	小さじ2
オリーブ油	大さじ1/2
レモン(半月切り)	適量

作り方

1 キャベツはざく切りにし、にんじんはピーラーでむく。

2 ボウルに1を入れて塩をまぶし、軽くもみ込む。2〜3分おいてしんなりしてきたら、ギュッともんで水けをしぼる。

3 Aの材料を混ぜ、レモンと2を加えて混ぜる。食べる直前まで冷蔵庫で冷やす。

キャベツとベーコンの
コンソメ煮

材料(2人分)

キャベツ	大2枚(120g)
ベーコン	1/2枚(10g)
しめじ	1/3パック(30g)
オリーブ油	小さじ1
水	1/4カップ
コンソメスープの素	小さじ1/2
塩・こしょう	各少々
粒マスタード	小さじ1

作り方

1 キャベツは1cm幅の細切りにし、ベーコンは細切りにし、しめじは小房にほぐす。

2 鍋にベーコンとオリーブ油を入れて弱火にかけ、ベーコンがこんがりと色づいてきたら、キャベツとしめじも加えてサッと炒め混ぜる。

3 水とコンソメスープの素を入れて、煮立ったら塩、こしょうで味をととのえ、弱火で汁が少なくなるまで煮る。最後に粒マスタードを加えて混ぜる。

エネルギー	64kcal
塩分	0.9g
たんぱく質	2.1g

れんこんとまいたけの
きんぴら

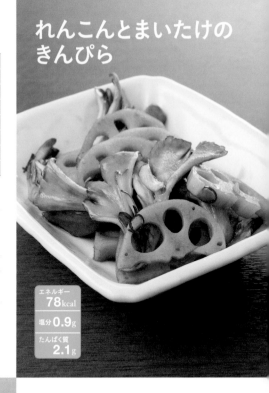

| エネルギー 78kcal |
| 塩分 0.9g |
| たんぱく質 2.1g |

材料(2人分)

れんこん	120g
まいたけ	½パック(50g)
ごま油	小さじ1
赤とうがらし(輪切り)	½本分(1.5g)
酒	小さじ1
みりん	小さじ1
砂糖	小さじ⅓
しょうゆ	小さじ2

作り方

1 れんこんは5mm厚さの半月切りにし、まいたけは小房にほぐす。

2 鍋にごま油と赤とうがらしを中火で熱し、1を入れて炒め合わせる。油が回ったら酒をふり入れ、ふたをして1～2分蒸らして火を通す。

3 みりん、砂糖、しょうゆを加え、汁けがなくなるまで加熱する。

しいたけとにんじん、
こんにゃくのごま煮

| エネルギー 90kcal |
| 塩分 1.0g |
| たんぱく質 2.5g |

材料(2人分)

にんじん	⅓本(60g)
こんにゃく	100g
しいたけ	2枚(30g)
ごま油	小さじ1
だし汁	1カップ
しょうゆ	小さじ2
砂糖	小さじ2
みりん	小さじ1
練り白ごま	小さじ2

作り方

1 にんじんはひと口大に切り、こんにゃくはスプーンなどでひと口大にちぎってサッとゆでてざるにあげ、臭み抜きをする。しいたけは4等分に切る。

2 鍋にごま油を中火で熱し、にんじんとこんにゃくを入れて炒める。ツヤが出たらしいたけとだし汁を加え、落としぶたをして約10分煮る。

3 しょうゆ、砂糖、みりん、練りごまを加えて、さらに汁けがなくなるまでときどきかき混ぜながら煮る。

常

便利な常備菜レシピ

小松菜とえのきの煮びたし

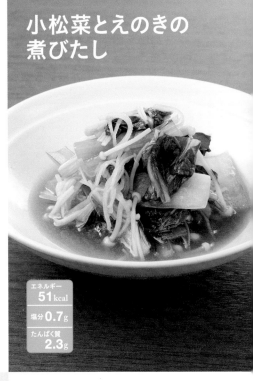

エネルギー	51 kcal
塩分	0.7 g
たんぱく質	2.3 g

材料(2人分)

小松菜	½束(120g)
えのきたけ	⅓袋(60g)
ごま油	小さじ1
しょうが(せん切り)	1かけ(10g)
だし汁	¾カップ
しょうゆ・みりん	各大さじ½

作り方

1 小松菜は茎と葉に分けて4～5cm長さに切る。えのきたけは長さを半分に切ってほぐす。

2 鍋にごま油としょうがを入れて中火で熱し、小松菜の茎を入れて炒め合わせる。えのきたけを加えて炒める。

3 だし汁、しょうゆ、みりんを加えて煮立ったら、小松菜の葉も加え、野菜に火が通るまでサッと煮る。

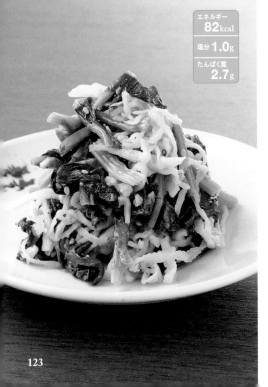

エネルギー	82 kcal
塩分	1.0 g
たんぱく質	2.7 g

切り干し大根とほうれんそうのナムル

材料(2人分)

切り干し大根		20g
ほうれんそう		⅓束(80g)
A	いり白ごま	小さじ2
	しょうゆ	大さじ½
	ごま油・みりん	各小さじ1
	酢	小さじ½
	おろしにんにく	小さじ½
	鶏がらスープの素	小さじ⅓

作り方

1 切り干し大根は水でもみ洗いして、サッとゆでてざるにあげて水けをきり、食べやすい大きさに切る。

2 ほうれんそうもゆでて冷水に取り、3～4cm長さに切って水けをしぼる。

3 ボウルにAの材料を入れてよく混ぜ、1と2を加えて和える。

材料（2人分）

なす	1本(120g)
ミニトマト	4個(40g)
A パセリ（みじん切り）	大さじ1
酢	小さじ2
オリーブ油	大さじ½
にんにく（みじん切り）	½片(5g)
粒マスタード	小さじ1
しょうゆ	小さじ1
コンソメスープの素	小さじ½
サラダ油	大さじ½
バジル	適量

作り方

1 なすは1cm厚さの斜め輪切りにし、ミニトマトは半分に切る。

2 ボウルにAの材料を入れて混ぜ、ミニトマトも入れる。

3 フライパンにサラダ油を中火で熱し、なすを並べて両面を焼き色がつくまで焼き、熱いうちに2に加える。ラップで落としぶたをし、粗熱が取れたら冷蔵庫で10〜20分冷やす。

4 器に盛り、バジルをのせる。

なすのイタリアンマリネ

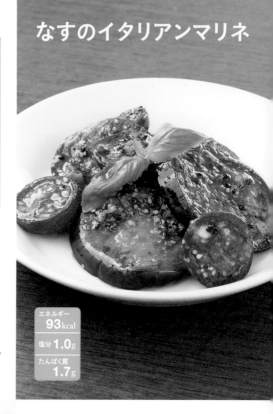

エネルギー
93kcal

塩分 **1.0**g

たんぱく質
1.7g

和風ポテトサラダ

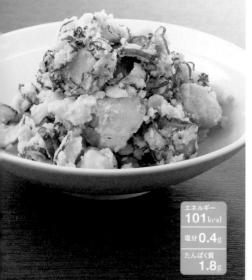

エネルギー
101kcal

塩分 **0.4**g

たんぱく質
1.8g

材料（2人分）

じゃがいも	1個(130g)
きゅうり	小1本(80g)
塩	小さじ¼
しそ	3〜4枚(5g)
A マヨネーズ	大さじ1
練りわさび・酢・しょうゆ	各小さじ½

作り方

1 じゃがいもはよく洗い、濡れたままラップで包み、電子レンジで2分加熱し、別の面にしてさらに1分30秒加熱する。温かいうちに皮をむいてボウルに入れ、フォークの背などで粗くつぶす。

2 きゅうりは薄切りにして塩をまぶして軽くもみ、しんなりしたらサッと洗って水けをしっかりとしぼる。しそはせん切りにする。

3 Aの材料を混ぜて、1と2を入れて混ぜ合わせる。

便利な常備菜レシピ

ひじきのサラダ

材料(2人分)

ひじき	6g
さやいんげん	4〜5本(50g)
黄パプリカ	⅓個(60g)

ドレッシング

トマト(粗く刻む)	¼個(50g)
たまねぎ(すりおろし)	¼個(40g)
しょうゆ・オリーブ油	各小さじ2
はちみつ・粒マスタード	各小さじ½

作り方

1 ひじきはたっぷりの水につけて10分ほどもどしたら、サッとゆでて水けをきる。

2 さやいんげんはサッとゆでて、斜めに2〜3等分に切る。パプリカもさやいんげんに合わせた大きさに切る。

3 ドレッシングの材料をボウルに入れてよく混ぜ、1と2を加えて和え、器に盛る。

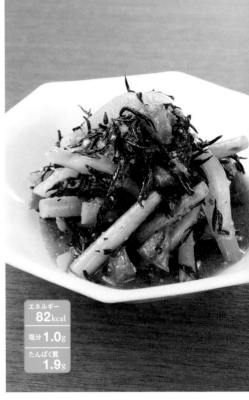

エネルギー 82kcal
塩分 1.0g
たんぱく質 1.9g

エネルギー 73kcal
塩分 0.9g
たんぱく質 1.6g

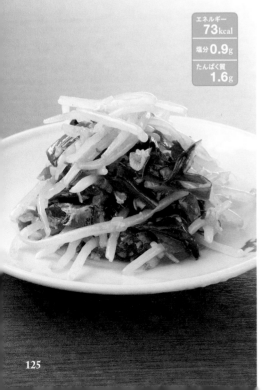

もやしとわかめの ねぎダレ和え

材料(2人分)

もやし	½袋(120g)
わかめ(塩蔵)	40g

ねぎダレ

ごま油	大さじ1
ねぎ(みじん切り)	5cm(10g)
鶏がらスープの素	小さじ½
砂糖	小さじ½
豆板醤(トウバンジャン)	小さじ¼

作り方

1 もやしはサッとゆでて水けをきり、わかめもよく水洗いしてサッとゆで、食べやすい大きさに切る。

2 ボウルにねぎダレの材料を入れてよく混ぜ、1を加えて和える。

125

制作協力 ・・・・・・・・・・・・・・・NHKエデュケーショナル
　　　　　　　　　　　　坂井かをり
カバーデザイン ・・・・・・・・・tabby design
本文デザイン&DTP ・・・・・・三井京子
撮影 ・・・・・・・・・・・・・・・・・・・久保寺 誠
スタイリング ・・・・・・・・・・・・・髙木ひろ子
イラスト ・・・・・・・・・・・・・・・秋田綾子
校正 ・・・・・・・・・・・・・・・・・・ペーパーハウス
編集協力 ・・・・・・・・・・・・・・・ジェシカ
編集担当 ・・・・・・・・・・・・・・小田切英史、今井 佑

--- きょうの健康 ---

1967年に放送が始まった健康情報番組。第一線で活躍する医療の専門家が、病気の治療や予防、検査など、健やかに暮らすために知っておくべき最新の情報をていねいに解説しています。

Eテレ
月～木曜日　　午後8時30分～8時45分
再放送(翌週)　午後1時35分～1時50分
きょうの健康 番組ホームページ
https://nhk.jp/kyonokenko
健康チャンネル　https://nhk.jp/kenko

【監修】

山縣邦弘 (やまがた・くにひろ)

筑波大学医学医療系腎臓内科学教授。筑波大学附属病院副病院長。1959年生まれ。1984年筑波大学医学専門学群卒業。筑波大学内科、日立総合病院腎臓内科主任医長、筑波大学大学院人間総合科学研究科助教授などを経て、2006年より筑波大学医学医療系腎臓内科学教授。2016年より筑波大学附属病院副病院長。専門は腎臓病。『コメディカルのためのCKD慢性腎臓病療養指導マニュアル』(南江堂)の編集にもたずさわる。主な監修書に『NHKきょうの健康 腎臓病の食事術』(主婦と生活社)、『最新版 今すぐできる! 腎機能守る! 効く! 40のルール』(学研プラス)など。

【料理考案】

金丸絵里加 (かなまる・えりか)

管理栄養士、料理家、フードコーディネーター。玉川大学卒業。女子栄養大学講師。「おいしい」と顔がほころぶような料理作りをモットーに、健康的な食生活のためのレシピを提案している。主な著書に『毎日の健康スープと煮込みレシピ』(PHP研究所)など。共著に『腎臓病の人のおいしいレシピブック』(保健同人社)など多数。

NHKきょうの健康
腎臓病のごちそう術 最新改訂版

監　修　　山縣邦弘
編　者　　「きょうの健康」番組制作班
　　　　　主婦と生活社ライフ・プラス編集部
編集人　　新井 晋
発行人　　倉次辰男
発行所　　株式会社 主婦と生活社
　　　　　〒104-8357　東京都中央区京橋3-5-7
　　　　　TEL　03-3563-5058(編集部)
　　　　　TEL　03-3563-5121(販売部)
　　　　　TEL　03-3563-5125(生産部)
製版所　　東京カラーフォト・プロセス株式会社
印刷所　　大日本印刷株式会社
製本所　　株式会社若林製本工場

ISBN978-4-391-15500-6

【参考文献】

『医師・コメディカルのための慢性腎臓病生活・食事指導マニュアル』(日本腎臓学会)

『慢性腎臓病 生活・食事指導マニュアル栄養指導実践編』(日本腎臓学会)

『エビデンスに基づくCKD診療ガイドライン2018』(日本腎臓学会)

『最新版 今すぐできる!腎機能 守る! 効く! 40のルール』山縣邦弘・監修(学研プラス)

『NHKきょうの健康 腎臓病の食事術』山縣邦弘・監修(主婦と生活社)